女性好孕

100问

主编 周 静 苗艳艳

U0305317

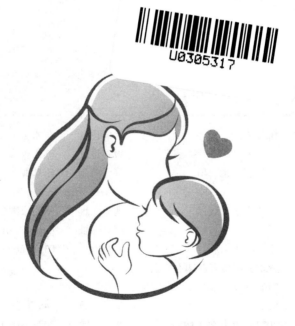

郑州大学出版社

图书在版编目(CIP)数据

女性好孕 100 问 / 周静，苗艳艳主编. — 郑州 : 郑州大学出版社，
2022. 9(2023. 6 重印)
ISBN 978-7-5645-8985-1

Ⅰ. ①女… Ⅱ. ①周…②苗… Ⅲ. ①优生优育 – 问题解答
Ⅳ. ①R169.1-44

中国版本图书馆 CIP 数据核字(2022)第 145813 号

女性好孕 100 问
NÜXING HAOYUN 100 WEN

策划编辑	陈文静	封面设计	苏永生
责任编辑	张　楠	版式设计	苏永生
责任校对	吕笑娟　常　田	责任监制	李瑞卿

出版发行	郑州大学出版社	地　址	郑州市大学路 40 号(450052)
出版人	孙保营	网　址	http://www.zzup.cn
经　销	全国新华书店	发行电话	0371-66966070
印　刷	永清县晔盛亚胶印有限公司		
开　本	710 mm×1 010 mm　1 / 16		
印　张	8.25	字　数	145 千字
版　次	2022 年 9 月第 1 版	印　次	2023 年 6 月第 2 次印刷

书　号	ISBN 978-7-5645-8985-1	定　价	29.80 元

本书如有印装质量问题，请与本社联系调换。

◆▶作者简介◀◆

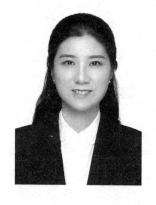

周静（1979—），现在河南中医药大学第一临床医学院工作。硕士研究生，讲师，主治医师。现任河南省中西医结合妇产科分会委员、河南省康复医学会妇产康复分会委员。从事妇产科教学、临床和科研工作17年。参与承担河南省科技攻关项目、河南省高等学校重点科研项目以及校教育教学改革项目等多项科研课题的研究工作。发表论文十余篇，曾先后荣获河南中医药大学教学能手、"三育人"、先进个人等荣誉称号。

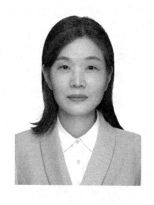

苗艳艳（1978—），现在河南中医药大学医学院工作。医学博士，药学博士后，副研究员，硕士生导师。主要从事中药药理研究工作。近年来致力于中药临床及中医药文化管理研究。主持或参与省部级科研项目4项，发表学术论文10余篇，参与出版著作4部。

前　言

　　"妇女是半边天"，女性健康管理好了，每个家庭会更温馨、更幸福，健康中国的大半边天就更晴朗了。经、带、胎、产是每一位女性特有的生理，是女性承担孕育生命这一重要天然使命的生理功能，管理好这些生理功能将会预防和减少女性可能面临的生殖健康问题和妇科疾病困扰。《国家卫生健康委关于贯彻 2021—2030 年中国妇女儿童发展纲要的实施方案》中指出：进入新发展阶段，广大妇女儿童的健康主题已经从生命安全守底线扩展到全面健康促发展。特别是生育政策调整以来，高龄、多产次产妇比例增加，妊娠期并发症、合并症和出生缺陷发生风险增大，新生儿安全和儿童保健需求进一步增加，妇幼健康工作面临新挑战；还提出从以"治病为中心"向"以健康为中心"转变，预防和减少妇女儿童疾病发生，建立完善女性全生命周期健康管理模式及防治妇女重大疾病等主要任务。可见对女性健康的高度重视。

　　笔者从事妇产科临床工作近 20 年，遇到的女性健康问题大都与生殖系统有关，而女性对于生殖健康的认识并不全面，缺少生殖健康管理意识，直到出现相关问题或者计划生育孩子时才第一次见到妇科医生，才真正去了解女性生殖健康管理的相关知识。虽然从怀孕到新生命诞生是女性人生最神圣最难忘的生命过程，但对于女性生殖健康管理的问题远远不只是在怀孕方面，对生殖系统的重视并不能仅仅体现在怀孕时，至少在青春期女孩们经历第一次月经前后就要认识和重视了，之后女性的生理特征将一生伴随。

　　在编写过程中，笔者力求用通俗易懂的语言介绍女性特有的生理知识。本书内容包括七部分，分别为月经、备孕、妊娠、分娩、产后、不孕和避孕，通过临床案例分析介绍女性生殖健康各方面的问题，并普及相关疾病的诊疗规范，对临床工作中遇到的与怀孕有关的女性健康问题一一解答。同时，融入我国传统医药在女性健康防护与治疗的优势和特色，以利于中医药文化的推广和普及，为郑州中医药文化的传承和发展尽绵薄之力。虽然书稿中尚存在不尽人意之处,疏漏也在所难免,也许还有些女性关注的问题没有编写进来,但笔者希望广大女性全方位、全过程关注自身健康,也恳请国内外专家学者不吝赐教和指正! 欢迎女性朋友对所关注的问题共同交流!

衷心希望广大读者能够通过本书认识、了解女性生理,做好个人的健康管理,展现个人的健康风采,为健康中国事业贡献出妇女能顶半边天的力量!

周　静
2022 年 7 月 30 日

目 录

第一篇　月经

　　青春期以第二性征的发育为起点，是儿童到成人的过渡时期，是一个五彩斑斓的人生阶段，也是生理和心理发生重大变化的阶段。初潮，也就是第一次月经的到来，代表女生的身体正在经历青春期的变化，与此同时，心理上也发生着或多或少的变化。作者在临床工作中发现，有很多青春期女生缺乏对月经期生理的认知，不能正确认识和适应青春期带来的变化，出现了感情脆弱，烦躁、苦恼、自卑等不良情绪变化；也有女生因在经期剧烈运动或饮食生冷而导致痛经、月经失调等经期疾病。

　　本篇通过介绍初潮时间、月经规律和周期排卵等常识普及月经方面的生理知识，帮助处于青春期的女生正确了解月经。通过解答月经初潮后多久月经才规律？痛经服用布洛芬是否会上瘾？减肥是否会导致闭经等临床常见疑问，介绍痛经、月经不调、闭经等的症状表现、发病原因和发病机制，为青春期女生提供自我诊疗和预防的医学常识，并给出专业的指导和建议。愿所有即将进入和正值青春期的女生正确了解经期生理常识，开启健康快乐的人生之旅。

女孩多大不来月经不正常？

　　妇产科诊室里，妈妈带着 14 岁的小姑娘来咨询。同班的小姑娘都已经来月经了，可自家的女儿还没有来，会不会有什么问题呢？

　　我们先来了解一下青春期女孩发育。8 岁之后女孩在激素的作用下，皮下脂肪在胸部、髋部、肩部以及耻骨前面堆积。女孩 10 ～ 12 岁开始进入青春期，在雌激素的诱导下，除了女性生殖器官之外，女性其他特有的性征即第二性征包括音调变高，乳房发育，阴毛、腋毛生长，以及胸、肩部皮下脂肪增多等女性特征，也都发育与成熟。其中乳房萌发是女性第二性征的最初特征。一般女孩接近 10 岁时乳房开始发育，约经过 3.5 年时间发育为成熟型。

如果8岁之前就出现了第二性征称为性早熟,建议到医院就诊咨询。女性第一次来月经称月经初潮,是青春期发育的一个重要标志。月经初潮平均晚于乳房发育2.5年,换句话说,女孩先有乳房发育,大约2.5年之后才来月经。

接下来我们了解一下女孩月经初潮的时间。一般城市女孩初潮年龄比农村早,沿海早于西南、西北;初潮年龄和经济、文化、健康、营养、气候等有关。近百年伴随着生长发育的加速,月经初潮年龄也在不断提前。总之,女孩月经初潮年龄个体差异大,大多数在13~14岁之间,但可能早在11岁,晚至16岁。

青春期女孩如果年龄超过了14岁还无月经来潮,需要先了解一下女性第二性征是否发育,如果第二性征并没有发育,说明体内激素分泌异常,建议至医院专科就诊。如果有第二性征发育,可继续观察,一旦年龄超过16岁还没有来月经也是异常现象,需要进一步检查治疗。

月经初潮后多久月经才规律?

很多青春期女孩月经初潮之后月经便不规律了。有的表现是月经频发,1个月来2次;有的表现是月经稀发,2~3个月才来1次;还有的表现是阴道淋漓出血不净……正常情况下,月经初潮后多久月经才规律呢?

月经的规律性与卵巢的周期性排卵是相关的。一般卵巢每月排1个卵,由双侧卵巢轮流排出。排卵后14天左右即月经来潮。所以如果卵巢排卵机制成熟,卵巢周期性排卵,那么月经也就会规律。

青春期女孩在月经初潮后一段时期内,大多数人排卵机制是不成熟的,月经一般没有一定规律性。月经初潮后1年内排卵者仅仅占18%,2年内有排卵的月经周期大约50%,即使有排卵,也常常伴随着黄体功能不足。

综上所述,月经初潮后的1~2年内如果月经不规律,也不用太过担心,调整好作息和心态,到医院咨询专科医生排除病变。临床所见的月经频发、月经稀发等月经失调是因为无排卵引起的异常子宫出血。月经初潮5年后,排卵周期增加至80%~90%以上。女性经过5~7年建立规律的周期性排卵后,月经就会逐渐正常,同时具备了生育能力。

青春期月经不调会影响以后吗？

如果青春期女孩月经长期没有规律，会对以后的生育产生影响吗？

青春期女性月经不调表现为在月经初潮的 2 年之内，月经甚至没有任何规律可循。可能 1 个月来 2 次月经，也有可能 2~3 个月才来 1 次月经，而且出血时间时长时短，月经量时多时少。这是因为青春期女孩由于体内调节性激素的神经内分泌系统不成熟，此时卵巢常常无排卵或者排卵无规律。约 85% 女孩在初潮第 1 年的月经都是无排卵的，但大部分在初潮后 2 年出现规律排卵，这是青春期女孩正常的生理现象。

青春期女孩如果出血时间过长或者出血量过多，就可能出现头晕、乏力等贫血症状，影响女孩的身体健康，需要到医院就诊，按照异常子宫出血治疗。

持续无排卵少女可能是发生青春期多囊卵巢综合征的高危人群。多囊卵巢综合征以月经失调、不孕、多毛、痤疮、肥胖和黑棘皮症为临床表现，待育龄期时影响生育功能，远期有糖尿病、心血管疾病、子宫内膜癌等的发生。因此，初潮 2 年后仍出现月经稀发或者闭经应当高度警惕多囊卵巢综合征的发生，及时到医院调整月经周期。

痛经女性服用布洛芬会成瘾吗？

痛经可以吃布洛芬止痛吗？有没有副作用？会不会上瘾？

痛经是妇科常见症状之一，折磨着许多女性，尤其是年轻女性。轻者出现下腹部疼痛、坠胀，伴有腰酸或其他不适，比如恶心、呕吐、腹泻、头晕、乏力等症状，重者面色苍白、出冷汗，影响女性的生活和工作。疼痛多在月经来潮后开始，最早出现在经前 12 小时，以来月经的第 1 天疼痛最剧烈，持续 2~3 天后方缓解。

痛经分为原发性和继发性两类，原发性痛经是生殖器官没有器质性病变的痛经，占痛经的 90% 以上，性生活的开始和分娩可以降低痛经的发生率；继发性痛经是由盆腔器质性疾病引起的痛经，比如盆腔炎、子宫内膜异位症、子宫腺肌病等。

布洛芬是痛经患者经常服用的止痛药,是一类不含糖皮质激素的抗炎、解热、镇痛药物,止痛的有效率可达80%。月经来潮就开始服用效果佳,连续服用2~3天。除了治疗痛经之外,还可以缓解轻至中度的头痛、关节痛、偏头痛、牙痛、肌肉痛、神经痛,也用于普通感冒或者流行性感冒引起的发热。服用布洛芬治疗痛经不会成瘾,但是长期应用要警惕胃溃疡的发生,而且对于继发性痛经,应进一步明确疼痛的原因,采取药物或者手术治疗。

痛经会引起不孕吗?

所有类型的痛经都会影响怀孕吗?

上篇我们知道痛经分为原发性痛经和继发性痛经两类,原发性痛经是生殖器官没有器质性病变的痛经,所以不会影响妊娠。而继发性痛经是由盆腔器质性疾病引起的痛经,所以可能影响生育。

比如盆腔炎性疾病后遗症(慢性盆腔炎),是盆腔炎性疾病(急性盆腔炎)的遗留病变。当急性盆腔炎没有得到及时正确的诊断和彻底的治疗时,或者患者体质较差病程迁延,就可能会转变成慢性盆腔炎。当患者机体抵抗力低下时,又可急性发作。慢性炎症形成盆腔粘连,此时患者的输卵管水肿增粗,或者输卵管伞端闭锁,均可导致输卵管阻塞;输卵管和卵巢粘连在一起、输卵管积水、输卵管卵巢囊肿形成盆腔包块,影响卵巢排卵;盆腔广泛粘连,导致子宫固定,活动性差。所以慢性盆腔炎患者不孕的发生率高达20%~30%,宫外孕的发生率是正常妇女的8~10倍。

还有一类以继发性痛经、进行性加重为典型临床表现的疾病——子宫内膜异位性疾病,包括子宫内膜异位症和子宫腺肌病。子宫内膜本应该生长在宫腔表面,如果子宫内膜出现在子宫腔以外的部位,比如卵巢、盆腔腹膜,甚至鼻腔等,就是子宫内膜异位症,如果出现在子宫肌层,就是子宫腺肌病。临床上两者常可并存。异位的子宫内膜在该部位继续生长、浸润,并且如同来月经一样在生长的部位反复周期性出血,由此诱发局部的炎症反应、增生,在局部出现结节或者与邻近部位紧密粘连。如异位的子宫内膜在盆腔就会引起盆腔广泛致密的粘连,比如输卵管周围粘连导致输卵管扭曲、输卵管阻塞;卵巢周围粘连导致成熟卵泡破裂后无法被输卵管伞端拾卵;盆腔微环境的改变也不利于精子受精和胚胎着床,所以子宫内膜异位症患者不孕率高达40%。子宫腺肌病病变弥漫和痛经较明显的患者,也多有不孕。

因此,育龄期痛经严重的女性需要找专业医生诊断治疗。

中医能调理好痛经吗?

中医是怎么看待痛经的?治疗痛经有什么良方?

痛经,顾名思义是指女性在经期或者行经前后出现的周期性小腹疼痛、坠胀,伴有腰酸或者其他不适,严重时影响生活和工作。有关痛经的记载,祖国医学最早见于《金匮要略·妇人杂病脉证并治》:"带下,经水不利,少腹满痛,经一月再见。"《诸病源候论》则首立"月水来腹痛候",认为"妇人月水来腹痛者,由劳伤血气,以致体虚,受风冷之气客于胞络,损伤冲任之脉",为研究痛经奠定了理论基础。

从古至今,历代医家孜孜不倦地探索痛经的辨证规律和论治方法,有关痛经的论述和记载不计其数。首先对痛经的辨证做以总结。根据疼痛发生的时间、性质、部位以及疼痛的程度,结合月经周期、量、色、质及兼证、舌脉,并根据素体情况等辨其寒、热、虚、实。一般在月经前、月经期腹痛多属实;在月经来潮后1~2天才出现腹痛多属虚。疼痛剧烈拒按多属实;隐隐作痛喜揉喜按多属虚。得热痛减多为寒,得热疼痛更严重的多为热;痛甚于胀,血块排出则疼痛减轻或刺痛者多为血瘀;胀甚于痛者多为气滞。绞痛、冷痛者属寒;灼痛者属热。痛在两侧少腹病多在肝,痛连腰际病多在肾。

痛经的治疗原则,以调理冲任气血为主。治法分两步,经期调血止痛以治标,平时辨证求因而治本。建议至少经前5~7日开始用药调理,用至痛止,需要连续治疗3个月经周期以上,效果更佳。常见的痛经辨证论治如下。

1. 气滞血瘀型

肝司血海,主疏泄,如果肝气条达,则血海通调,不发生痛经。但是如果女性平素情绪抑郁,冲任气血都郁滞,气血流通不畅,就会在月经来潮前1~2天或者经期出现小腹胀痛、拒按,或者月经量少或者行而不畅。经血瘀滞所以经血色黯有块。血块排出之后瘀滞减轻,气血暂时通调,所以疼痛也就缓解了。瘀滞随着经血外排,所以月经干净后疼痛就自行消失了。舌紫黯有瘀点,脉弦,治则应当理气化瘀止痛。方药可以选择膈下逐瘀汤等。中成药可以选择元胡止痛片。

2. 寒凝胞宫型

肾为冲任之本,肾阳虚弱,虚寒由生,冲任、胞宫失于温煦,所以经期或者经后小腹冷痛,热敷后疼痛减轻,经量少且颜色黯淡。喜揉喜按。肾阳不足,还会出现腰酸腿软,小便清长。脉沉,苔白润,治则应当温经散寒止痛。方药可以选择温经汤、少腹逐瘀汤等。中成药可以选择少腹逐瘀颗粒。

3. 气血虚弱型

气血不足,冲任也就虚弱,女性月经来潮之后,经血下泄,血海也就更加的空虚,血虚濡养不足,气虚运行无力,血行迟滞,所以经后1~2天小腹隐隐作痛而喜揉喜按。月经干净后数天,冲任气血逐渐恢复,所以腹部隐痛也就逐渐消失了。气虚阳气不充足,血虚精血不荣,所以多有月经量少而色淡质薄,面色萎黄不华。气血虚弱,脾阳不振,所以神疲乏力,吃的少,大便溏不成形。舌质淡,脉细弱,治则补气养血,调经止痛。方药可以选择圣愈汤、黄芪建中汤、八珍汤等,中成药可以选择八珍益母丸。

中医讲究辨证施治,建议痛经女性到医院找专科医生就诊治疗。

减肥会导致闭经吗?

首先我们来认识两个指标:身体质量指数 BMI 和体脂率。我们通常用BMI 作为衡量体内脂肪含量以及判断超重和肥胖的标准。身体质量指数等于体重(单位:千克)除以身高(单位:米)的平方。我国将 24 千克/米^2≤BMI<28 千克/米^2 定义为超重,BMI≥28 千克/米^2 定义为肥胖。体脂率是体内脂肪重量占体重的比例。体脂率的计算公式比较复杂。以女性为例,需要先计算女性的脂肪总量,即 a=腰围(厘米)×0.74,b=(总体重千克×0.082+34.89),女性身体脂肪重量=a-b。体脂率=(身体脂肪总量÷体重)×100%,它反映了人体内脂肪含量的多少。女性体脂率正常范围20%~25%。

月经初潮的出现与正常月经周期的维持需要体内有一定比例的脂肪组织。例如月经初潮时必须具备 17% 体脂的条件,若要维持有排卵的月经周期,必须要有 20% 的体脂。所以,拥有一定的脂肪是维持月经必备的条件。

现在有很多女性一味追求骨感与健美,通过过度的节食、运动来减重,因此出现了月经失调——闭经。之所以会出现闭经,是因为中枢神经对体重的急剧下降极其敏感,1年内体重下降10%左右,即使体重仍在正常范围也可引发闭经;若体重减轻10%～15%,或体脂丢失30%时也将出现闭经,所以,过度减肥会导致闭经的发生。

但是对于患有多囊卵巢综合征月经失调的超重和肥胖女性,如果体重减轻5%～10%将有利于月经的恢复、卵巢的排卵、代谢指标的改善和心理健康。

有月经就一定会排卵吗?

我们先来了解一下月经和排卵之间的关系。月经是伴随着卵巢周期性变化(卵泡发育、成熟、排卵、黄体形成及退化)而出现的子宫内膜周期性脱落和出血。规律月经的出现是生殖功能成熟的重要标志。排卵多发生在下次月经来潮前14天左右。卵子可由两侧卵巢轮流排出,也可由一侧卵巢连续排出。也就是说先排卵再来月经。

临床上有以下几种情况,虽有阴道出血但仍存在排卵异常,需要注意。

1.无排卵型异常子宫出血

患者有阴道出血,但失去了正常的周期,出血时间长短不一,短则几天,长则数月;有时出血停止后数天就再次出血,有时停经几个月后再次出血;出血量也多少不一,少者点滴出血,淋漓不尽,多者量多如崩,头晕乏力,心慌甚至休克。这种无规律性的月经是由于卵巢无排卵而出现的子宫出血。还有少数无排卵的妇女有规律的月经周期,临床上称"无排卵月经"。

2.黄素化卵泡未破裂综合征(LUFS)

卵巢中成熟卵泡没有破裂而是在卵巢中继续黄素化,所以LUFS并无特殊的临床表现。月经周期是正常的,基础体温呈双相型,但却未排卵。LUFS的发生率在不孕症中约为无不孕症者的3～8倍。

3.盆腔炎性疾病后遗症(即慢性盆腔炎)

盆腔广泛炎症,尤其卵巢周围粘连带包裹卵巢,导致卵巢排卵障碍,而月经如常。

所以,有月经未必就一定会排卵,但是绝大多数规律的月经周期,卵巢都有周期性的排卵。

绝经前后的症状有哪些?

绝经是妇女卵巢功能衰退的表现。我国妇女平均绝经年龄是49.5岁,80%发生在44～54岁之间。妇女在绝经前后会出现因为性激素的波动或者减少所导致的一系列躯体及精神心理症状,称为绝经综合征。绝经分为自然绝经和人工绝经。自然绝经是卵巢内卵泡生理性耗竭所导致的绝经,是一种生理现象;人工绝经是两侧卵巢经手术切除或者放射线照射等所导致的绝经,比如放疗和化疗。人工绝经女性更容易发生绝经综合征。

绝经综合征有近期表现和远期表现。

1. 近期表现

(1)月经失调:是这一时期常见的临床症状,表现有月经稀发,阴道淋漓出血,月经过多或者过少,甚至短暂停经以后大量的阴道出血等,严重时导致失血性贫血发生。

(2)血管舒缩症状:主要表现为潮热,潮热是卵巢功能衰退的标志性症状。它的特点是反复出现短暂的面部和颈部及胸部皮肤阵阵发红,伴有轰热,继之出汗,出汗后畏寒,一般持续1～3分钟缓解。症状轻的每天发作数次,严重的每天十余次或更多,夜间或应激状态时更容易促发。潮热症状可持续1～2年,有的长达5年或者更长。严重时影响妇女的工作、生活和睡眠,必要时需要激素替代治疗。

(3)自主神经失调症状:常出现如心悸、眩晕、头痛、失眠、耳鸣等自主神经失调的症状。

(4)精神神经症状:比如烦躁、易怒、焦虑、抑郁、注意力不集中,记忆力减退也较常见。

2. 远期症状

(1)泌尿生殖器绝经后综合征:超过50%的绝经期女性都会出现此综合征,主要表现为阴道干燥、性交困难、反复阴道感染以及反复发生的尿路感染。

（2）骨密度降低与骨质疏松：50岁以上妇女半数以上都会发生绝经后骨质疏松，一般发生在绝经后5～10年内，最常发生在脊柱的椎体。

（3）阿尔茨海默病：表现为老年痴呆、记忆丧失、失语失认、定向计算判断障碍以及性格行为情绪改变。

（4）心血管疾病：绝经后妇女动脉硬化、冠心病的发病风险较绝经前明显增加，绝经后冠心病发病率以及并发心肌梗死的死亡率随年龄增加，成为妇女死亡的主要原因。

绝经综合征的具体症状和严重程度是因人而异的。一般可以通过心理疏导，使绝经过渡期的妇女认识这一时期的生理过程，调整心态，积极面对。还要鼓励妇女建立健康的生活方式，比如坚持体育锻炼，健康饮食，增加日晒时间，摄入足量蛋白质及含钙丰富的食物，预防骨质疏松。对于有激素补充治疗适应证而没有禁忌证的妇女可选用激素补充治疗缓解绝经相关的症状，改善患者的生活质量。

中医治疗绝经前后诸症有何特色？

《黄帝内经》在《素问·上古天真论》中以7岁为一个生理阶段，描述了女子一生的生长规律："女子七岁，肾气盛，齿更发长，二七而天癸至，任脉通，太冲脉盛，月事以时下，故有子。三七，肾气平均，故真牙生而长极。四七，筋骨坚，发长极，身体盛壮。五七，阳明脉衰，面始焦，发始堕。六七，三阳脉衰于上，面皆焦，发始白。七七，任脉虚，太冲脉衰少，天癸竭，地道不通，故形坏而无子也。"后代医家总结提出"肾气—天癸—冲任—胞宫"与月经的关系。那么对于绝经前后的妇女，肾气逐渐衰弱，冲任二脉也随之变得虚衰，天癸逐渐枯竭，月经开始出现紊乱直至绝经。这本来是妇女正常的生理变化，但是有些妇女因为素体的差异而不能适应，使阴阳二气不平衡，气血及脏腑功能失调，从而出现一系列不适感，比如潮热汗出、眩晕耳鸣、烦躁易怒等，称为"绝经前后诸症"。本病是以肾虚为主，所以无外乎肾阴虚和肾阳虚两个证型。

1. 肾阴虚型

肾阴虚不能上荣于头目脑髓，所以出现头目眩晕而耳鸣；阴不维阳，虚阳上越,故头面烘热,汗出,五心烦热;肾虚则腰膝酸痛;肾阴虚冲任失调,则月经周期时长时短、月经量多少不定。阴虚血燥生风,故皮肤干燥或瘙痒;阴虚内热,故口干便秘。舌红少苔,脉细数。治则以滋养肾阴,佐以潜阳。方药选择左归饮加减。中成药可选择杞菊地黄丸、知柏地黄丸、坤泰胶囊、灵莲花颗粒、坤宝丸、地贞颗粒、更年安胶囊等。

2. 肾阳虚型

肾阳虚,命门火衰,阳气不能外达,经脉失于温煦,故面色晦黯,精神萎靡,形寒肢冷,腰膝酸冷;肾阳虚不能温煦脾阳,脾失健运,故纳呆腹胀,大便溏薄;肾虚冲任不固,则月经量多或者崩中暴下;肾与膀胱相为表里,肾阳虚则膀胱气化无力,而水道莫制,故小便频或者失禁,夜尿多。面浮肢肿,舌质淡或胖嫩,苔薄白,脉沉细无力。治则以温肾扶阳,佐以温中健脾。方药选择右归丸加减。中成药可选择右归丸。佳蓉片适用于肾阴阳两虚证。

绝经前后诸症的症状轻重不一,持续时间长短不一,需根据个人具体情况辨证施治。

绝经激素治疗需个体化?

绝经激素治疗是为了弥补卵巢功能衰竭而采取的一种治疗措施。它既不是让女性永葆青春的神药也不是致癌的毒药。《中国绝经管理与绝经激素治疗指南(2018)》推荐在卵巢功能衰退后尽早启动绝经激素治疗。对于早发性卵巢功能不全患者,即 40 岁之前出现卵巢功能减退的女性,只要没有禁忌证,建议行绝经激素治疗。

1. 适应证

(1)绝经相关症状:月经紊乱、潮热、多汗、睡眠障碍、疲倦、情绪障碍(如易激动、烦躁、焦虑、紧张、低落)等。

(2)生殖泌尿道萎缩相关问题(CSM):阴道干涩,外阴阴道疼痛、瘙痒,性交痛,反复发作的萎缩性阴道炎,反复下尿路感染,夜尿、尿频、尿急等。

(3)低骨量及骨质疏松症:存在骨质疏松症的危险因素及绝经后骨质疏松症。绝经激素治疗可作为预防 60 岁以下及绝经 10 年以内女性骨质疏松性骨折的一线选择。

2. 禁忌证

①已知或怀疑妊娠;②原因不明的阴道出血;③已知或可疑患乳腺癌;④已知或可疑患性激素依赖性恶性肿瘤;⑤最近6个月内患活动性静脉或动脉血栓栓塞性疾病;⑥严重肝、肾功能不全;⑦血卟啉症、耳硬化症;⑧现患脑膜瘤(禁用孕激素)。

3. 绝经激素治疗具体方案

(1)单孕激素补充方案:适用于绝经过渡期早期,调整卵巢功能衰退过程中的月经问题。可口服孕激素也可宫腔内放置曼月乐。

(2)单雌激素补充方案:适用于子宫已切除的妇女。

(3)雌孕激素序贯方案:适用于有完整子宫、围绝经期或绝经后仍然希望有月经样出血的妇女。

(4)雌孕激素连续联合方案:适用于有完整子宫、绝经后不希望有月经样出血的妇女。

(5)替勃龙:口服后迅速代谢成具有雌激素、孕激素和雄激素样活性的化合物而发挥作用,1.25~2.50毫克/天,连续应用。

(6)阴道局部雌激素的应用:短期(3~6个月)局部应用雌激素阴道制剂,无需加用孕激素。

4. 绝经激素治疗注意事项

(1)治疗前需专业医生评估,有适应证、无禁忌证者方可给予绝经激素治疗。

(2)重视更年期健康指导。予以精神安慰,消除顾虑,调整更年期女性心态。鼓励更年期女性适度参加文娱活动,增加日晒时间,摄入足量蛋白质及含钙丰富食物以预防骨质疏松。加强卫生宣教,使更年期女性了解围绝经期正常的生理过程,消除她们的顾虑和减轻其精神负担,保持心情舒畅,必要时可给予心理疏导。鼓励更年期女性积极参加体育锻炼,以改善体质、增强抵抗力。饮食应适当限制高脂、高糖类物质的摄入,注意补充新鲜水果、蔬菜尤其是钙、钾等矿物质含量高的食物。定期进行体格检查,尤其要进行妇科检查,包括防癌检查,必要时行内分泌检查。

(3)绝经激素治疗方案需个体化,使用最小有效剂量。

(4)应用中定期随访,并评估风险和利弊,个体化调整治疗方案。

阿胶可以长期吃吗？

阿胶是一种具有悠久历史的名贵中药材，由马科动物的驴皮进行熬制而成为阿胶块。阿胶性味甘平，《神农本草经》记载：阿胶生东平郡，其熬制牛皮而做成，出东阿。由此可见，中药中名贵药材阿胶是通过牛皮进行熬制而成的。阿胶传到唐代的时候，人们发现用驴皮所熬制而成的阿胶药用功效更好，于是人们将牛皮熬制阿胶改为用驴皮熬制阿胶，并且将这一方法沿用到今天。阿胶是一种很好的补血中药，具有补血止血、保胎安胎、滋阴润肺的功效，也具有调节造血微环境和补血作用、抗疲劳耐缺氧、抑瘤、提高免疫力等药理作用，在临床上用于治疗吐血、血尿、血淋、月经不调、血枯、血痛、崩中带下、无子以及胎前产后诸疾、阴虚肺燥等症状。

阿胶是药食同源的中药，一般被用作女性补品。临床上阿胶辅助治疗血液系统疾病。现代药理学研究发现，阿胶能够促进红细胞、血红蛋白、白细胞等行使功能，从而加强人体的造血功能。在免疫系统中增强患者的免疫力，增强记忆力；在抗肿瘤系统中可以有效提高血细胞的数量。阿胶还具有钙代谢的作用，因为其中包含血钙平，所以能够有效降低碱性磷酸酶的活性，改善患者的骨质。阿胶在抗氧化与抗疲劳上也起到了较大的作用，通过降低服用者机体的疼痛反应，使其能够快速地摆脱疲劳状态。阿胶还具有明显抑制黑色素合成以及抑制酪氨酸酶活性，进而能够达到美白的效果，已成为一种理想的滋补和美白养颜补品。

阿胶属于补血名药，毕竟属于药材，是不可以长期服用的。长期服用可能会补气、补血过多而造成上火，引起消化不良、火气亢盛、恶心呕吐等。且阿胶属于中药，与其他药物同时服用可能会发生药物相互作用造成不良反应。阿胶属于滋腻食物，吃之前应辨别体质，比如大便不成形的脾虚患者、口苦口臭的湿热人群、血液黏稠度高者、经期女性、感冒发热者均不宜服用。凡脾胃虚弱、呕吐腹泻、腹胀便溏、咳嗽痰多者慎用；孕妇、高血压、糖尿病患者应在医师指导下服用；胃肠道不太好的人群不可随意服用。

乌鸡白凤丸调经又助孕是真的吗？

乌鸡白凤丸出自明代著名医学家龚廷贤《寿世保元》一书，是补气、养血、调经、阴阳双补的成药，有强身健体、促进新陈代谢、美容养颜的功效。乌鸡白凤丸是以乌鸡为主药制成的中成药，具有补气养血、调经止带的作用，临床上主要用于治疗气血两虚、月经不调、崩漏带下等症，因其疗效显著、服用方便而成为中医妇科的代表性方剂，被称作"妇科圣药"。乌鸡白凤丸中的乌鸡、鹿角胶是补肾药，是主药；生地黄、当归、白芍、川芎（四物汤）是养血药；人参、黄芪是补气的药，此药在补肾的同时，有养血、调经、促孕的作用。

药理学研究表明，乌鸡白凤丸具有凝血作用、雌激素样作用、镇痛作用、抗疲劳作用、促皮质激素样作用等，故乌鸡白凤丸在对症情况下是可以调理雌激素紊乱下的月经不调，但是应酌情使用，对症治疗。建议在医师的指导下服用，滥用或使用不当也会给机体带来不必要的伤害。其实乌鸡白凤丸并不是直接助孕的，而是通过补气养血调节身体，达到人体雌激素平衡进而提高受孕概率。徐云虹应用定坤丹和乌鸡白凤丸交替间隔服药，每周连服定坤丹2天后，改服乌鸡白凤丸，连续5天，服药至下次月经来潮时停药。共治疗22例女性不孕，治愈20例，无效2例。李金好以乌鸡白凤丸为主，随症状加减治疗月经不调，每次加服1丸乌鸡白凤丸，3个月为1个疗程，结果治疗组显效17例，有效20例，无效5例。由此可见，乌鸡白凤丸在补气养血、调经助孕等方面有良好的临床疗效。

乌鸡白凤丸不仅在妇科常用，还可用于肾炎、慢性肝炎、血小板减少性紫癜、精液不液化、慢性前列腺炎等疾病的治疗。虽然乌鸡白凤丸是临床常用中成药，但服用方法还是要咨询专业医师。比如，感冒发热患者不宜服用，崩漏属血热实证者慎用，糖尿病患者及有高血压、心脏病、肝病、肾病等慢性病者应在医师指导下服用。平素月经正常，突然出现月经过少，或经期错后，或阴道不规则出血者应去医院就诊。

益母草颗粒适合哪些女性服用？

益母草，一名茺蔚，味辛、甘，气微温，无毒。单用最效，方载女科。或研罗细末，炼蜜为丸；或捣煎浓汤，熬成膏汁。总调胎产诸证，故加益母之名。——《本草蒙筌》。

益母草首见于中医经典《神农本草经》，为唇形科植物益母草的新鲜或干燥地上部分。益母草是传统中药中较常用的治疗妇科疾病的药材，主要用于月经不调、胎漏难产、产后血晕、瘀血腹痛、崩中漏下等疾病的治疗，被誉为"女科圣药"。

益母草是临床常用的活血化瘀类中药，善活血调经，祛瘀通经，素有"血家圣药""经产良药"之称。益母草颗粒常用于女药，但又不局限于女药。益母草颗粒具有活血调经、利尿消肿、清热解毒的功效，在治疗产后出血、原发性痛经、异常子宫出血、月经期偏头痛、药物流产后恶露不绝、子宫良性病变、产后宫缩不良等妇科疾病方面，均有较好的疗效。

临床上益母草颗粒一般用于血瘀所致的月经不调和原发性痛经，服用时禁食生冷食物；气血两虚引起的月经量少、色淡质稀，伴有头晕心悸、疲乏无力等不宜使用。治疗异常子宫出血，总有效率达94.64%，与云南白药相比也显示了较好疗效，并能在短时间内改善症状。其次治疗产后宫缩不良，益母草对子宫有双向调节作用，当子宫在正常状态下用药引起子宫兴奋收缩，而当子宫在痉挛状态时用药则引起松弛。还可以在药物流产、产后出血、妇科手术中应用，欧阳云雁对30例人工流产手术患者使用益母草注射液，与对照组比较，治疗后平均出血量、平均出血时间、月经恢复时间均减少，子宫内膜厚度增加，雌二醇水平升高，证明益母草注射液在人工流产手术应用中疗效较好。在子宫肌瘤切除术之前，进行子宫肌层注射益母草注射液，可有效减少术中出血量，缩短手术时间，且对血压和心率无明显影响。除此以外，益母草颗粒还可应用于循环系统、免疫系统疾病的治疗。

逍遥丸的适用人群是哪些？

逍遥丸是千古名方，这个方子，原来叫逍遥散，出自宋代太医局编纂的《太平惠民和剂局方》，古时候的用法是将药研成粉末，用生姜和薄荷与这个药粉一起煮水，然后去掉药渣，服用药汁。在现代研究中发现，逍遥丸在治疗内分泌疾病、肝脏疾病、免疫疾病、神经疾病等方面具有较好疗效，被清代著名医学家叶天士称赞为"女科圣药"，故而其在妇科方面具有广泛而显著的疗效。逍遥丸配伍严谨，其中柴胡为君药，功能疏肝、镇静、开解郁气、解除胸闷；当归、白芍为臣药，当归活血补血、调经止痛，白芍柔肝止痛、平抑肝阳、敛阴收汗、养血调经；白术、茯苓、甘草、薄荷共为佐药，白术补脾益胃和中、燥湿利尿消肿，茯苓健脾渗湿止泻、养心宁心安神，甘草益气补脾和胃，薄荷疏散郁遏之气，诸药共奏疏肝理气健脾、益气养血调经之功效。

逍遥丸在临床上一般适用于肝气郁结、血虚脾弱的人群。有研究表明，逍遥丸对于乳腺疾病、月经不调、围绝经期综合征、子宫肌瘤、盆腔炎、多囊卵巢综合征、黄褐斑等也有较好功效，如房涛等利用"通利枢机针法"结合逍遥丸治疗乳腺增生。另外，逍遥丸还用于消化系统疾病包括胃及十二指肠溃疡、慢性胃炎、慢性肝炎等和精神神经系统疾病包括产后抑郁症、焦虑症、失眠等的治疗。如李盛延等研究表明，逍遥丸能够改善多种抑郁症状，柴胡发挥抗抑郁作用，可能是通过降低脑组织前额叶中5-羟色胺、多巴胺含量这一途径；柴胡皂苷对海马区的神经具有保护作用。逍遥丸可以缓解治疗肝郁脾虚导致的胁痛、胃脘痛、抑郁症、月经不调、眩晕的症状。

生活中逍遥丸一般被认为是女性用药，服用逍遥丸后会减轻乳房胀痛、胸闷胁痛、头晕头痛的症状，然而中医讲究的是辨证论治，不同疾病，有相同的症状就可以用同一种药物，所以逍遥丸并不局限于女性，只要对证，男性也是可以使用的。但是，对于月经过多者不宜使用，过敏体质者慎用，感冒患者不宜使用，有高血压、心脏病、肝病、糖尿病、肾病等慢性病者应在医师的指导下服用。

当归丸适用于哪些女性？

《备急千金要方》、《太平惠民和剂局方》、敦煌遗书等古医籍中记载的当归丸非常多，因其组方药物不同，主治病证各有侧重，如月经不调、经来腹痛，产后虚羸及伤血过多，虚竭少气，脐腹拘急，痛引腰背，手足寒热，头重目眩，不思饮食等。

目前临床常用的当归丸主要由当归和黄芪组成，其中当归有补血活血、调经止痛、润肠通便之效，常用于治疗血虚萎黄、眩晕心悸、月经不调、经闭痛经、虚寒腹痛、肠燥便秘、风湿痹痛、跌打损伤、痈疽疮疡等症，尤其是在治疗各种"血症"的方剂中，更是必不可少，素有"妇科人参"及"十药九归"的说法，有"妇科圣药"之称。方中黄芪是"补气圣药"，具有补气升阳的功效，与当归合用发挥补血活血、调经止痛之功。

当归丸适用于妇女脐下气胀，月经不调，常作呕，睡不好；少女闭经，小产后流血不止；妊娠胎动、产后血胀、产后腹痛如绞、产后自汗、大热、气短、腰脚剧痛及产后中风等证。临床上当归丸常用于女性月经不调、经来腹痛以及妇女药物流产后对腹痛和月经恢复的调理，除此以外还有润肠通便的功效。

女性出现经期不调时，容易出现身体虚弱、虚寒腹痛等症状，采用补血活血药能有效提升女性身体机能，改善身体虚弱症状，临床上当归丸也常作为补血调经药使用。有研究表明，当归丸不仅有调节子宫平滑肌的作用，而且在益气养血方面效果显著。但对于月经提前、量多、色深红，经前或经期腹痛拒按，伴乳肋胀痛者不宜选用。如何服用建议咨询临床专科医生，做到对症下药。

适合更年期女性长期服用的中成药有哪些？

更年期是女性从生殖期到非生殖期的特定阶段，一些女性在绝经前后会由于肾气弱、阴精缺乏等而产生月经紊乱，甚至是月经绝止、心慌失眠、头晕耳鸣、心情焦躁等许多表现与症状，也叫绝经综合征，中医将其称作绝经前后诸证。现代医学认为该病是由于卵巢功能逐渐衰退、雌激素水平下降,引起下丘脑-垂体-卵巢内分泌轴的功能失调,出现以自主神经功能紊乱为主,伴有精神心理症状的一组临床症候群,临床上主要表现为阵发性潮热、出汗、心悸,并伴有抑郁、恐惧、焦虑等心理反应。

有研究表明,临床上中成药治疗女性更年期症状有显著的效果。如舒肝解郁胶囊,主要由刺五加、贯叶金丝桃构成,有理气除郁、健脾护胃、宁心定神等功效,马华运用该药治疗女性绝经综合征,治疗组总有效率为97%。益贞女金片具有滋养肾水、补而不滞的功效,庞国丽运用该药治疗绝经综合征,在改善妇女更年期综合征肾阴虚症状上疗效显著,总有效率95%。史党民等应用坤泰胶囊治疗120例女性更年期失眠并伴有焦虑及抑郁患者,结果总有效率为85.0%,无明显不良反应,无药物依赖性。坤泰胶囊中熟地黄为君药,黄连、白芍、阿胶为臣药,黄芩、茯苓为佐药,有宁心安神、调节阴阳平衡之效。适合更年期女性的中成药还有六味地黄丸、乌鸡白凤丸、逍遥丸、坤宝丸、归脾丸、舒肝颗粒、稳心颗粒等。绝经综合征的症状证型多种多样,应辨证论治、对症治疗,不能盲目服用造成不必要的副作用。

研究认为,绝经综合征的发病机制与更年期女性的心理健康状态及雌激素失调密切相关。虽然中成药在治疗绝经综合征的疗效较好,副作用较小,但是仍存在着不足之处。对于女性来说更年期是比较特殊的阶段,需要及时咨询专科医生,通过自身调节或药物干预减少和改善更年期症状。

第二篇　备孕

在决定要当妈妈的时候,女性朋友对身体状况和生活方式的关注也达到了前所未有的高度,只为迎接一个新生命的到来。为给宝宝提供人生最好的开始,备孕不再是孕妇对优生优育的提前准备,夫妻双方在孕前已经积极准备。但备孕知识体系庞杂,加之各种渠道听到或看到的流产、胎儿畸形等相关报道,常常让备孕的夫妻无从下手,甚至给夫妻双方的生理和心理带来不良影响。《女科正宗·广嗣总论》中"男精壮而女经调,有子之道也"指出了怀孕的前提是"男精壮"和"女经调"。备孕确实是夫妻双方的事情,在决定为人父母的时候,需要从日常饮食起居、营养补充、疾病防护和心理状态等多方面优化身心健康,备孕期也是自我健康管理提升的过程。

本篇介绍了孕前检查、如何补充叶酸以及备孕期注意事项等医学基础知识,帮助大多数夫妻双方做好孕前准备工作。需要注意的是,备孕不是简单的参照别人的备孕方法,对于患有糖尿病、癫痫、甲状腺功能减退或感染HPV等不同病症的女性,应更多关注能否怀孕及其身体状况对胎儿是否有影响等问题。本篇通过科普不同疾病对备孕的影响给出了医生的专业建议,并对在备孕期间应该注意什么给出了个体化备孕方案。新生命的到来不可预设,但科学的备孕必不可少,预祝渴望升级当爸妈的你们早日好孕。

孕前检查做什么?

每个家庭都希望迎来一个健康的宝宝,怎么才能让未来的宝宝健康呢,备孕女性的身体健康是前提,所以备孕期间女性首先要做一些检查,不同身体状况的女性检查是有区别的,主要有以下两种情况。

1. 无不良孕史女性的孕前检查

对于没有不良孕史的女性来讲,通过孕前检查主要是评判身体健康状况是否适合妊娠。常做检查如下。

（1）常规体检：比如测血压、血常规了解有无严重贫血；尿常规检查有无蛋白尿；血型（ABO 和 Rh）了解是否是熊猫血型；肝、肾功能检查有无异常；心电图检查以了解是否有严重心律失常及心肌缺血；空腹血糖检查排除糖尿病；传染病检查等。

（2）甲状腺功能检查：甲状腺不仅参与机体各种物质的新陈代谢，还对性腺的发育成熟、维持正常月经和生殖功能具有重要影响。甲状腺功能减退的女性，不孕、自然流产、早产、胎儿畸形或者新生儿神经认知缺陷的发生率增加。所以建议孕前查甲状腺功能，必要时服药治疗，减少母儿并发症的发生。

（3）优生优育检查（主要指的是 TORCH 检查）：通过检查以了解有无弓形虫、单纯疱疹病毒、巨细胞病毒和风疹病毒的感染。但因该检查特异性较差，且 TORCH 感染与反复流产的关系未完全证明，所以备孕女性可自愿选择。

（4）妇科相关检查：妇科检查、双合诊检查排除阴道、宫颈、宫体及子宫附件炎症、宫颈息肉、阴道畸形等，必要时进行白带检查，如果发现问题及时处理。宫颈排癌检查排除子宫颈鳞状上皮内病变及宫颈癌。阴道超声检查了解子宫、卵巢及盆腔情况。

2. 有不良孕史女性的孕前检查

有不良孕史的女性除了做以上检查之外，建议进行以下相关的特殊检查：①有两次及以上流产者，建议行流产相关原因检查。比如夫妇双方染色体检查、TORCH 检查、支原体衣原体检查、女性内分泌检查、凝血功能检查、自身抗体检查（抗心磷脂抗体、抗 β_2 糖蛋白抗体、蛋白 C、蛋白 S、狼疮抗凝因子等）以及丈夫精液常规检查。②有宫外孕病史者，建议行子宫输卵管造影检查了解双侧输卵管通畅情况。③有一次流产史者，可仅行常规检查，也可以进一步行流产相关原因的检查。

建议每一位女性在备孕期到医院专科进行咨询，以得到更专业的建议和指导。

备孕期注意事项有哪些？

经常遇到来门诊做人流的女性这样解释："因为这次怀孕服用了药

物，所以不能要这个孩子了。"对于每一位备孕的女性来讲，是多么的遗憾啊。女性在备孕期除了注意自己的饮食起居，还应该注意些什么呢？以下从孕前注射疫苗须知、月经后半周期谨慎用药和检查、合理补充叶酸和生活起居 4 方面介绍了备孕期的注意事项。

1. 孕前注射疫苗须知

我国乙肝的感染人群较多，因此建议备孕前完成乙型病毒性肝炎疫苗的注射。乙肝疫苗是灭活病毒疫苗，采用 0、1、6 月共注射 3 次，超过 96% 的人在首剂接种后第 7 个月抗体达到保护水平，之后即可受孕，如果发现妊娠无须终止。

孕妇妊娠早期初次感染风疹病毒后，常可造成流产或者死胎，还可能导致胎儿发生先天性风疹综合征，引起胎儿畸形。所以建议女性在计划妊娠前注射风疹疫苗。风疹疫苗是活疫苗，孕妇是禁用的，注射后需要避孕 3 个月。

高危型 HPV 持续感染时可能导致宫颈癌及癌前病变的发生，可以通过注射 HPV 疫苗对部分型别的 HPV 病毒产生免疫保护作用。HPV 疫苗是重组疫苗，不是活疫苗。一般 2 价 HPV（针对 16、18 型 HPV）疫苗采用 0、1、6 月注射，4 价（针对 16、18、6、11 型 HPV）和 9 价 HPV 疫苗（针对 6、11、16、18、31、33、45、52、58 型 HPV）采用 0、2、6 月注射。建议完成最后一剂接种 2 个月内应尽量避免受孕，最好接种后 3~6 个月再怀孕。如果女性注射 HPV 疫苗之后发现怀孕了，目前观察对孩子没有影响，可以继续怀孕，但应暂缓接种剩余针剂，需等分娩后再接种。

2. 月经后半周期谨慎用药和检查

月经后半周期即排卵后女性就有受孕可能，所以在此期应当谨慎用药和检查，如需要吃药，建议到医院就诊，就诊时告知医生处于备孕阶段。

3. 合理补充叶酸

因为妊娠早期叶酸缺乏可增加胎儿发生神经管畸形及早产的危险，所以女性应从计划妊娠开始多摄取富含叶酸的动物肝脏、蛋类、豆类、酵母、绿叶蔬菜、水果及坚果类。但是天然食物中的叶酸在烹调加工或遇热时易分解，生物利用率极低，合成的叶酸制剂稳定性好，生物利用率也高。因此，建议每天额外补充叶酸 400~800 微克。既往发生过神经管缺陷的孕妇，则需要每天补充 4 毫克叶酸。

4.生活起居

因为烟草中的尼古丁和烟雾中的氰化物、一氧化碳可导致胎儿缺氧和营养不良、发育迟缓。酒精亦可通过胎盘进入胎儿体内造成胎儿宫内发育不良、中枢神经系统发育异常。故建议戒烟、禁酒,规律饮食,均衡营养,保持心理健康,适量活动,避免接触有害物质。

为什么要补充叶酸？

大多数备孕期的女性都会补充叶酸,但对为什么要补充叶酸并不十分清楚,这里就从叶酸是什么、叶酸缺乏与神经管畸形发病风险关系来说明孕前及孕期补充叶酸的重要性。

叶酸又称维生素 B_9,在人体内不能合成,只能外源性摄入。叶酸在蛋白质合成及细胞分裂与生长过程中具有重要作用,对正常红细胞的形成有促进作用。

人体叶酸缺乏可导致红细胞中血红蛋白生成减少、细胞成熟受阻,导致巨幼红细胞性贫血。主要表现为乏力、头晕、心悸、气短、皮肤黏膜苍白等贫血症状。严重者有消化道症状和周围神经炎症如手足麻木、针刺、冰冷等感觉异常以及行走困难等。

孕妇缺乏叶酸还可能引起习惯性流产和早产,更重要的是,叶酸是胎儿快速生长发育不可缺少的物质,孕妇缺乏叶酸可影响胎儿细胞分裂增殖,使胎儿发生出生缺陷。研究显示,神经管畸形是遗传因素和环境因素共同作用的结果,尤其是叶酸缺乏已被公认为神经管畸形发生的危险因素。

神经管畸形是胚胎在发育过程中神经管闭合不全而引起的一组缺陷,包括无脑儿、脑膨出、脊柱裂等,是最常见的新生儿缺陷疾病之一。其中,无脑畸形是一种影响大脑发育的严重畸形,胎儿大脑完全缺失,且头皮、颅盖骨也缺失,出生后婴儿无法生存。脊柱裂又称椎管闭合不全,则是影响脊柱中脊索发育的严重畸形,患有脊柱裂的婴儿出生后背部中线有一肿物,随着年龄增大而增大,若脊髓、神经受损可表现程度不等的下肢瘫痪、大、小便不能控制,还常合并脑积水和智力障碍、学习困难等严重残疾,由于生活不能自理,常常需要终身被照顾。

因为胎儿神经管是胎儿大脑和脊索发育的基础,胚胎神经管分化发生在受精后2~4周,也就是通常说的末次月经第一天后28~42天。而妇女意识到自己怀孕通常在第5孕周以后或者更晚些时候,如果孕妇属于生育神经管缺陷儿的高危人群,此时再补充叶酸预防胎儿神经管畸形,无疑为时已晚。

所有孕妇都有生神经管缺陷婴儿的可能,而孕前和孕期补充小剂量叶酸可以预防50%~70%的神经管缺陷发生。研究表明,育龄妇女每天补充0.4毫克叶酸,连续补充4周后,体内叶酸缺乏的状态得到一定改善,持续补充12~14周后血清或血浆叶酸浓度达到有效水平和稳定状态。因此,从准备怀孕前3个月开始每天补充叶酸,才能保证胚胎早期有较好的叶酸营养状态。另有研究提示,补充小剂量的叶酸还可以降低胎儿发生其他先天畸形、先天性心脏病和唇腭裂等疾病的风险。所以建议从可能怀孕或者孕前至少3个月开始,每日增补0.4毫克或者0.8毫克叶酸,直至妊娠满3个月。

有下列这几种情况的女性生育神经管缺陷胎儿的风险高于普通女性,常被称为生育神经管缺陷儿的高危人群。①孕妇是神经管缺陷的患者;②生过神经管缺陷婴儿的女性;③患有癫痫病正在服用抗癫痫药物的妇女;④患有糖尿病的妇女。

对于不同身体状况的高危人群给出以下建议。

(1)对于有神经管缺陷生育史的女性、夫妻一方患神经管缺陷或者男方既往有神经管缺陷生育史的女性,建议从可能怀孕或者孕前至少1个月开始,每日增补4毫克叶酸,直至妊娠满3个月,由于国内没有4毫克而有5毫克叶酸剂型,所以可每日增补5毫克叶酸。

(2)对于患先天性脑积水、先天性心脏病、唇裂肢体缺陷、泌尿系统缺陷,或有上述缺陷家族史,或一、二级直系亲属中有神经管缺陷生育史的女性,对于患糖尿病、肥胖、癫痫或正在服用增加胎儿神经管缺陷风险药物(如卡马西平、丙戊酸、苯妥英钠、扑米酮、苯巴比妥、二甲双胍、甲氨蝶呤、柳氮磺胺吡啶、甲氧苄啶、氨苯蝶啶、考来烯胺等药物)的女性,对于患胃肠道吸收不良性疾病的女性,建议从可能怀孕或孕前至少3个月开始,每日增补0.8~1.0毫克叶酸,直至妊娠满3个月。

有研究表明,妊娠中后期,随着胎儿的生长,营养需求随之增加,孕期合理补充叶酸对预防巨幼细胞性贫血、子痫前期和子代孤独症谱系障碍均有一定作用。在2020年《中国临床合理补充叶酸多学科专家共识》中指出:推荐孕中、晚期女性除经常摄入富含叶酸的食物外,继续增补叶酸,增补剂量建议为每天0.4毫克。同样,对于哺乳期女性推荐除经常摄入富含叶酸的食物外,继续增补叶酸,增补剂量建议为每天0.4毫克。

综上所述,孕前及孕期一定要补充叶酸,满足孕妇及胎儿的需要,降低因叶酸缺乏所导致的风险。根据备孕女性不同的身体状况,可咨询专业医生选择有针对性的补充剂量。

剖宫产术后多久可以备孕,再次妊娠的可能风险是什么?

随着我国三孩政策的实施,许多前次剖宫产的女性计划生二胎、三胎。对于有剖宫产史的女性,她们很想明确到底剖宫产术后多久可以备孕? 剖宫产术后再次妊娠会有哪些风险?

对于剖宫产术后多久可以备孕,我国妇产科医生非常谨慎。因为术后2~3年子宫瘢痕肌肉化的程度达最佳状态。随着时间的延长,子宫瘢痕肌肉化的程度又会越来越差,并且逐渐退化,瘢痕组织失去原结构,失去弹性,所以剖宫产术后2~3年是瘢痕子宫再次妊娠的最佳时机。而当剖宫产术后再次妊娠时,有可能发生以下风险。

1. 子宫破裂

前次剖宫产术后再次妊娠,在妊娠晚期或者分娩期的时候,因为宫腔内压力增高可导致瘢痕处破裂,孕产妇出现腹痛、贫血、休克,甚至死亡。

2. 前置胎盘

前次剖宫产导致局部子宫内膜炎,受精卵植入受损的子宫内膜,子宫蜕膜血供不足,为了获取更多的营养,胎盘延伸至子宫下段;妊娠晚期,子宫峡部由1厘米伸展至7~10厘米,而前次剖宫产手术瘢痕妨碍了胎盘在妊娠晚期随着子宫峡部的伸展而上移,所以在妊娠28周之后,胎盘仍然附着于子宫下段,胎盘的下缘达到或者覆盖宫颈内口称为前置胎盘。对于既往有剖宫产史,此次妊娠胎盘附着于原手术瘢痕部位,发生胎盘粘连、胎盘植入和致命性大出血的风险高,称之为凶险性前置胎盘。

3. 胎盘植入

胎盘组织不同程度地侵入子宫肌层,称为胎盘植入。胎盘植入在分娩时胎盘剥离困难,而发生严重产后出血、休克,以致切除子宫,甚至危及生命。

4. 剖宫产瘢痕部位妊娠

剖宫产瘢痕部位妊娠是受精卵着床于前次剖宫产子宫切口瘢痕处,是宫外孕的一种。如果不及时处理,或者继续妊娠,可发展为凶险性前置胎盘,甚至有子宫破裂的风险。

所以,尽可能地降低剖宫产率才是减少剖宫产术后再次妊娠可能风险的最佳途径。

HPV 感染可以备孕吗?

女性感染人乳头瘤病毒(HPV)后,机体将通过自己的免疫机制与病毒作战,绝大多数生殖道人乳头瘤病毒感染都是一过性的,无临床症状。病毒消退的时间由 HPV 型别决定,低危型 HPV 大概需要 5~6 个月,高危型 HPV 需要 8~24 个月,如果高危型 HPV(同一型别)持续存在 1 年以上称为持续性感染。只有极少数 HPV 感染者发生临床可见的下生殖道尖锐湿疣、子宫颈鳞状上皮内病变和癌等。以下主要分 3 类情况介绍 HPV 感染及其对备孕的影响。

1. 低危型 HPV 感染

低危型 HPV 感染最主要的传播途径是经性交传播,其次是垂直传播,常见于生殖道感染 HPV 的母亲通过胎盘、阴道分娩等途径传播给新生儿。因为疣体在孕期生长迅速,所以发现低危型 HPV 感染后建议避孕套避孕,已经发生临床可见的下生殖道尖锐湿疣应积极治疗。待疣体消失,复查低危型 HPV 感染消失后再备孕。

2. 16/18 型 HPV 感染

如果发现高危型 HPV16 或者 18 感染,无论液基细胞学检查结果如何,都建议转诊阴道镜检查,必要时取宫颈活检。待病理结果排除子宫颈鳞状上皮内病变和宫颈癌后,方可备孕。

3. 非16、18型HPV感染

如果提示非16、18型高危型HPV感染,需参考液基细胞学检查结果。如细胞学检查结果提示≥ASCUS(非典型鳞状上皮细胞),建议转诊阴道镜,必要时取宫颈活检。待病理结果排除子宫颈鳞状上皮内病变和宫颈癌后,方可备孕。如果细胞学检查结果无异常,可备孕,未孕状态下建议12个月复查HPV和液基细胞学检查。

平时很注意个人卫生,为什么会感染高危型HPV?

很多女性感染了高危型HPV后都感觉很委屈,平时很注意个人卫生,为什么还会感染呢?

对高危型HPV感染率和相关因素的研究表明,高危型HPV感染率高,与阴道菌群、子宫颈菌群有不同程度的相关性。邓六六发表的《22234例子宫颈高危型HPV感染及亚型分布研究》表明,女性高危型HPV感染率较高,HPV16和HPV18阳性率分别为14%和6.2%,最常见的高危HPV感染及感染率为HPV52(24.4%),其次为HPV58(16.5%)、HPV16(14%)、HPV53(12.6%)和HPV39(8.6%)。

下生殖道HPV感染的途径主要是性交传播和接触传播,研究表明高危型HPV感染和阴道菌群相关。孟玲婷等发表的《HPV感染与BV、VVC、TV的相关性基于1261例妇科门诊患者的临床研究》指出BV(细菌性阴道病)与HPV感染,尤其是与高危型HPV感染呈正相关。

张展等发表的《高危型HPV感染与阴道菌群及子宫颈菌群关系的初步研究》中对阴道菌群和子宫颈菌群进行分析,结果显示,高危型HPV感染者阴道菌群拟杆菌门、梭菌门增多,子宫颈癌组梭菌门显著增多;子宫颈癌组纤毛菌属显著增多;高危型HPV感染后阴道菌群多样性、子宫颈菌群多样性增加;HPV感染后子宫颈变形菌门明显增加;衣原体感染在子宫颈癌组明显增加。研究结论表明,子宫颈菌群多样性高于阴道菌群;高危型HPV感染者子宫颈菌群变化较阴道菌群更明显;梭菌门-纤毛菌属及衣原体与子宫颈癌相关,子宫颈变形菌门可能与高危型HPV感染相关。

上述资料表明,保持阴道菌群和子宫颈菌群的稳定可以有效降低高危型 HPV 感染的风险。有些女性的"很注意个人卫生"行为比如经常冲洗阴道等反而破坏了阴道的微生态,破坏了阴道正常的"自净作用"。

因此,固定性伴侣、采用屏障避孕法(比如避孕套)和保持阴道乳酸杆菌为优势菌的菌群平衡均可减少高危型 HPV 的感染。

感染 HPV 后离宫颈癌还远吗?

根据国际癌症研究署公布的数据显示,2018 年,中国新发宫颈癌病例数约 11 万例,每年约 5 万名女性因宫颈癌死亡。目前已经确定的人乳头瘤病毒(HPV)型别有 200 余种,根据有无致癌性,将 HPV 分为低危型和高危型,其中高危型人乳头瘤病毒的持续性感染与宫颈癌的发生关系密切。

《子宫颈癌等人乳头瘤病毒相关疾病免疫预防专家共识》中指出,中国的 HPV 感染流行病学特点与全球不同,除广泛流行的 HPV16 和 18 型外,HPV52 和 58 型在我国宫颈癌患者中的占比显著高于全球水平。此外,一项中国多中心、基于人群的研究显示,中国女性 HPV 感染率按年龄呈双峰分布,第一个高峰在 17~24 岁,第二个高峰在 40~44 岁。下生殖道 HPV 感染以性传播为主。

妇女感染了 HPV,就一定会患宫颈癌吗? 其实,HPV 感染后,机体产生的免疫机制可清除 HPV,所以绝大多数的 HPV 感染都是一过性感染,大约 90% 的 HPV 感染在 2 年内消退。所以仅仅有一小部分感染了 HPV 的女性患上子宫颈鳞状上皮内病变和宫颈癌。子宫颈鳞状上皮内病变是与子宫颈浸润癌密切相关的一组子宫颈病变,常发生于 25~35 岁妇女。大部分低级别鳞状上皮内病变(LSIL)可自然消退,但高级别鳞状上皮内病变(HSIL)具有癌变潜能。从 HPV 感染发展到癌症的时间各有不同。有 60% 或更多的 LSIL 会自然消退,只有大约 10% 在 2~4 年发展成 HSIL,在其中的一些病例中,HSIL 可能不需要经过 LSIL。低于 50% 的 HSIL 可进展为浸润性癌,年轻妇女发展为浸润癌的概率更低。

通常 LSIL 经过 10~20 年的自然演进过程发展成为癌。因此子宫颈癌是相对早期可以防治的癌症。通过筛查发现子宫颈鳞状上皮内病变,及时治疗高级别病变,是预防子宫颈浸润癌行之有效的措施。

宫颈癌筛查有哪些项目？

1936 年出生的德国医学科学家、病毒学家 Harald zur Hausen 在 2008 年因为发现了导致宫颈癌的病毒——人乳头瘤病毒（HPV）而获得了诺贝尔生理学或医学奖。使更多的人们知道了宫颈癌的发生与高危型 HPV 感染相关，可以通过注射 HPV 疫苗对部分型别的 HPV 病毒产生免疫保护作用。但是无论是否注射 HPV 疫苗，都需要定期行宫颈癌筛查。现在常用的筛查项目有以下两种。

1. 薄层液基细胞学检查

通过技术处理去掉非诊断杂质，制成观察清晰的薄层细胞片，诊断准确性明显提高。子宫颈细胞学检查是子宫颈癌筛查的基本方法，也是诊断的常用步骤，相对于高危 HPV 检测，细胞学检查特异性高，但敏感性较低。建议 21 岁以上有性生活的妇女开始定期进行子宫颈细胞学检查，并结合 HPV 检测定期复查。

2. 子宫颈脱落细胞 HPV 检测

HPV 有多种基因型，不同基因型的 HPV 感染可导致不同临床病变。根据生物学特征和致癌潜能，HPV 被分为高危型和低危型。高危型 12 个：16、18、31、33、35、39、45、51、52、56、58、59，高危型 HPV 持续感染是宫颈癌的主要病因。疑似高危型 8 个：26、53、66、67、68、70、73、82。低危型 11 个：6、11、40、42、43、44、54、61、72、81、89，主要导致湿疣类病变和子宫颈鳞状上皮内病变，引发宫颈癌率不到 5%。临床上用于检测 HPV 的方法包括细胞学方法、免疫组化、原位杂交、斑点杂交、核酸印迹和 PCR 等。主要分为 HPV 分型检测和不分型检测。

目前我国宫颈癌筛查对象主要是有 3 年以上性行为或者 21 岁以上有性行为的妇女。主要的筛查策略为：细胞学与 HPV 联合筛查、细胞学初筛和 HPV 初筛 3 种。细胞学和高危型 HPV 检测均为阴性者，发病风险很低，筛查间隔为 3～5 年；细胞学阴性而高危型 HPV 阳性者（非 16/18 型）发病风险增高，可于 1 年后复查；细胞学检查提示无明确诊断意义的不典型鳞状细胞（ASC-US）及以上且 HPV 阳性，或细胞学 LSIL 及以上，或 HPV16/HPV18 阳性者转诊阴道镜。65 岁以上妇女,若过去 20 年有完善的阴性筛查结果、没有高级别病变病史,可终止筛查;任何年龄妇女,若因良性疾病已行全子宫切除、并无高级别病变史,也可以终止筛查。

备孕期间被狗咬了,能打狂犬疫苗吗?

大家都知道,被狗咬了有可能患狂犬病。但是备孕期间被狗咬了,还能打狂犬疫苗吗?看完下面对狂犬病和狂犬疫苗接种程序的介绍后,你就明白如何接种疫苗了。

首先我们来认识一下狂犬病和狂犬疫苗。根据《狂犬病预防控制技术指南(2016)》,狂犬病是由狂犬病病毒感染引起的一种动物源性传染病。临床大多表现为特异性恐风、恐水、咽肌痉挛、进行性瘫痪等。狂犬病潜伏期一般为 1~3 个月,极少数短至两周以内或长至一年以上,在此期间无任何诊断方法。狂犬病在临床上可表现为狂躁型(大约 2/3 的病例)或麻痹型。狂躁型狂犬病患者的症状是机能亢进,躁动,恐水,有时还怕风。数日后患者因心肺衰竭而死亡。麻痹型狂犬病约占人类死亡病例总数的 20%,与狂躁型狂犬病相比,其病程不那么剧烈,且通常较长。从咬伤或抓伤部位开始,肌肉逐渐麻痹,然后患者渐渐陷入昏迷,最后死亡。

1882 年,法国人路易·巴斯德先生首次成功发明了人用狂犬病疫苗。目前我国使用的狂犬疫苗有效成分是灭活的狂犬病病毒固定毒。接种本疫苗后,可刺激机体产生抗狂犬病病毒的免疫力,用于预防狂犬病。

暴露后免疫程序:一般咬伤者于 0 天(第 1 天,当天)、3 天(第 4 天,以下类推)、7 天、14 天和 28 天各注射本疫苗 1 剂,全程免疫共注射 5 剂,儿童用量相同。

于暴露后 48 小时或更长时间后才注射狂犬病疫苗的人员,暴露后免疫程序按下述伤及程度分级处理:Ⅰ级暴露(触摸动物,被动物舔及无破损皮肤)一般不需处理,不必注射狂犬病疫苗。Ⅱ级暴露(未出血的皮肤咬伤、抓伤)应按暴露后免疫程序接种狂犬病疫苗;Ⅲ级暴露(一处或多处皮肤出血性咬伤或被抓伤出血,可疑或确诊的疯动物唾液污染黏膜,破损的皮肤被舔)应按暴露后程序马上接种狂犬病疫苗和抗狂犬病免疫血清或狂犬病人免疫球蛋白。抗狂犬病血清或狂犬病人免疫球蛋白仅为单次应用。

暴露前免疫程序：于 0 天、7 天、21 天或 28 天各注射本疫苗 1 剂，全程免疫共注射 3 剂。

对曾经接种过狂犬病疫苗的一般患者，如需再接种疫苗，给出以下建议：①1 年内进行过全程免疫，被可疑疯动物咬伤者，应于 0 天和 3 天各接种 1 剂疫苗。②1 年前进行过全程免疫，被可疑疯动物咬伤者，则应全程接种疫苗。③3 年内进行过全程免疫，并且进行过加强免疫，被可疑疯动物咬伤者，则应于 0 天和 3 天各注射 1 剂疫苗。④3 年前进行过全程免疫，并且进行过加强免疫，被可疑疯动物咬伤者，则全程接种疫苗。

目前研究表明，孕妇接种狂犬病疫苗都是安全的，并且不会对胎儿造成影响，所以，备孕期间被狗咬伤，尽快接种狂犬疫苗预防狂犬病。但还是建议备孕和孕期女性远离此类危险因素，爱狗人士管理好自己的爱犬，对于流浪动物，社会应给予更多关注，以最大程度避免动物受伤和动物伤人事件。

甲状腺功能减退会影响怀孕吗？

甲状腺是内分泌器官之一，分泌甲状腺素（T4）和三碘甲状腺原氨酸（T3），不仅参与机体各种物质的新陈代谢，还对性腺的发育成熟、维持正常月经和生殖功能具有重要影响。在妊娠期，母体对甲状腺素的需求量增加，甲状腺会相应发生一系列生理变化，以合成更多的甲状腺素来维持血甲状腺激素浓度并在妊娠期间达到新的平衡。因此，妊娠本身可能加重原有甲状腺疾病的表现和病情，任何甲状腺功能异常都可能会损害母体对妊娠的承受力，增加不良妊娠结局的发生。

甲状腺功能减退症是由于甲状腺激素合成和分泌减少或者组织作用减弱导致的全身代谢减低综合征。主要分为临床甲状腺功能减退和亚临床甲状腺功能减退。国外报道甲状腺功能减退的患病率为 5%～10%，亚临床甲状腺功能减退患病率高于临床甲状腺功能减退。生育期发生甲状腺功能减退者会出现月经失调，临床表现月经过少、月经稀发，甚至闭经。患者多合并不孕，自然流产、早产、胎儿畸形或神经认知缺陷发生率增加。亚临床甲状腺功能减退是最常见的甲状腺功能异常，其促甲状腺激素（TSH）高于参考值范围上限，而游离甲状腺素（T4）水平在参考值范围内。亚临床甲状腺功能减退与女性月经异常、不孕、自然流产等关系密切。在 2019 年《不孕女性亚临床甲状腺功能减退中国专家共识》中推荐不孕及备孕的女性诊断亚临床甲状腺功能减退的界值与成人亚临床甲状腺功能减退一致(通常为4~4.5毫单位/升)。

如果备孕期间发现临床甲状腺功能减退和亚临床甲状腺功能减退,治疗目标是甲状腺功能减退的症状和体征消失,TSH、总T4、游离T4值维持在正常范围。左甲状腺素是主要的替代治疗药物,一般需要终身替代。对于既往因甲状腺功能减退导致复发性流产的育龄期女性管理更严格,也需要应用左甲状腺素替代治疗,具体治疗的目标是:血清TSH 0.1~2.5毫单位/升,在TSH维持正常水平后就可以进行备孕了。

备孕期间男方需要常规检查精子吗?

首先我们先来了解一下近年我国健康男性精液质量如何。杨静薇发表的《CSRM数据报告:2008—2018年中国健康男性精液质量变化分析》中显示,精液参数与时间呈线性相关,精液体积、精子总数、前向运动百分率、正常形态率均随时间变化呈下降趋势。分析报告指出,随着社会发展,生活和经济压力的增大、生活环境的变化,影响精液质量的可能原因如下。

(1)不良生活习惯:吸烟、过度饮用酒精、咖啡、过度使用手机、长时间熬夜、药物滥用等。

(2)病理原因:泌尿系统感染、糖尿病、性传播性疾病等。

(3)环境因素:高温、化学毒物、电子垃圾、内分泌干扰物等。

(4)心理因素:工作压力、情感压力、疾病压力等。

另外,肥胖会影响男性内分泌、增加氧化应激反应等,从而影响精液质量,降低男性生育能力。

如果近段时间如婚前检查已经做过精子质量常规检查,且无异常,便无须频繁检查;如果从未做过相关检查,建议备孕期间男方需进行精子质量常规检查以了解精子质量。如果正常备孕一年仍未受孕,男方必须行精子质量常规检查排除男方因素所导致的不孕。

精子质量怎么分析？

精液分析是不孕症夫妇首选的检查项目。根据 2010 年《世界卫生组织人类精液检查与处理实验室手册》(第 5 版)要求进行,需行 2～3 次精液检查,以明确精液的质量。

手册同时颁发了正常精液的标准,参考值如下:①外观为均匀的乳白色或者淡黄色胶冻状;②采集前禁欲 3～7 天,一次性的射精量一般是 1.5 毫升以上,6.8 毫升以内;③pH 值一般是 ≥7.2;④液化时间一般是 37 摄氏度,在 30 分钟以内;⑤精子的密度是 ≥$15×10^6$/毫升,精子的总数不能少于 $39×10^6$/次射精;⑥精子的存活率一般要达到 58%;⑦精子的活动力是指精液中呈前进运动精子所占的百分率。

精子活动力可分为 a、b、c、d 四级。a 级为精子活动力最好,显微镜下精子呈快速直线向前运动;b 级精子活动力较好,呈较快直线向前运动;c 级精子活动力一般,呈缓慢向前曲线运动;d 级精子活动力差,只在原地活动。

如果 a+b+c 大于 40% 或者 a+b 大于 32%,正常形态的精子大于 4% 以上,白细胞少于 10 个/毫升,精子质量就属于正常范围。

第三篇　妊娠

妊娠就是我们常说的怀孕,经历了科学的备孕,夫妻双方终于成功升级为准爸爸和准妈妈。妊娠是非常复杂而极为协调的生理过程,从成熟的卵子受精开始到胎儿及其附属物从母体排出终止。妊娠是女性一生中最为特殊的生理阶段,也是胚胎和胎儿在母体内发育成熟的过程。孕妇自身的生理变化以及社会环境对其生理和心理的影响都可能会影响到妊娠的过程。在妊娠整个过程中准妈妈还要面临多项检查,也许还有很多疑问。

本篇普及了正常的怀孕过程、孕期需要做的常规检查,及孕期营养的补充;同时,对于孕期可能发生的宫外孕、妊娠并发症,各种原因导致的先兆流产,怀孕后羊水过多过少对胎儿的影响,以及是否可以接种疫苗等给予了专业解答。希望能给妊娠期的准爸爸和准妈妈一些专业的参考,为即将到来的宝宝做好充分的准备。

正常怀孕的过程是怎样的?

临床上,经常有女性到医院咨询:"医生,我们已经备孕 3 个月了还没有怀孕,我们是不是有什么问题啊? 难道我得了不孕症?"

到底多长时间不怀孕才算是不孕症呢? 教科书上定义:女性没有避孕,有正常性生活至少 12 个月仍然未孕者称为不孕症(详见不孕篇)。

这里我们主要了解一下正常怀孕的过程。卵子自卵巢排出后,被输卵管的伞端拾取,并在输卵管管腔等待精子,精子进入阴道,穿过宫颈管、子宫腔,进入输卵管管腔与卵子结合,形成受精卵。受精卵向宫腔方向移动,并且在受精 6~7 天到达宫腔并着床。我国传统医学在《女科正宗·广嗣总论》中记载:"男精壮而女经调,有子之道也。"男精壮必然是精子数量充足,活动力好,而不是精气清冷者;女经调是指月经的周期、经期、经量、色、质正常,两者都具备就能顺利怀孕。受孕也须有一定的时机,《女科准绳·

胎前门》引袁了凡之言:"凡妇人一月经行一度,必有一日氤氲之候,于一时辰间……此的候也……顺而施之,则成胎矣。""的候"指的是排卵期,是容易受孕之时。可见妊娠是个非常复杂的过程,任何环节异常都可能影响受孕。

所以,妊娠如同种庄稼,需要有良好的种子(正常的精子和卵子)、肥沃的土壤(正常的宫腔环境和发育同步的子宫内膜)、顺畅的渠道(运送管道通畅)以及适时的耕种(精子、卵子以及受精卵如期而至),此后就是对胚胎和胎儿的全程呵护了。

打疫苗后才发现怀孕,孩子能要吗?

很多女性意外怀孕,但是因为近期曾注射了疫苗而不知所措,孩子到底能要吗? 在这里总结了常见的几种疫苗供大家参考,一旦发现意外妊娠,需根据接种的具体疫苗来决定,未总结到的情况还需到正规医院咨询专业医生。

1. 乙肝疫苗

中华医学会妇产科学分会产科学组于 2013 年发表了《乙型肝炎病毒母婴传播预防临床指南(第1版)》,对促进我国乙型肝炎病毒(HBV)母婴传播预防措施的落实减少母婴传播发挥了重要作用。中华医学会妇产科学分会产科学组和围产医学分会组织相关专家以妊娠前、妊娠期、分娩和分娩后这一临床时间顺序为主线,在第1版指南的基础上进行了修订,形成了《乙型肝炎病毒母婴传播预防临床指南(2020)》。建议备孕期妇女,妊娠前筛查乙肝血清学指标均阴性,最好在妊娠前接种乙肝疫苗。若在接种期间妊娠,无须特别处理,且可完成全程接种。乙肝疫苗是灭活病毒疫苗,对孕妇和胎儿均无不良影响。

2. 狂犬病疫苗

目前我国使用的狂犬病疫苗有效成分是灭活的狂犬病病毒固定毒,接种本疫苗后,可刺激机体产生抗狂犬病病毒免疫力,用于预防狂犬病。研究表明,孕妇接种狂犬病疫苗是安全的,并且不会对胎儿造成影响。所以,备孕期间被狗咬伤,尽快接种狂犬病疫苗预防狂犬病(详见备孕篇有关内容)。

3. 风疹病毒疫苗

孕妇妊娠早期初次感染风疹病毒后,常可造成流产或者死胎,还可能导致胎儿发生先天性风疹综合征,引起胎儿畸形。所以建议计划妊娠前注射风疹疫苗。风疹疫苗是活疫苗,孕妇是禁用的,所以注射后需要避孕 3 个月。

4. 人乳头瘤病毒(HPV)疫苗

高危型 HPV 持续感染时可能导致宫颈癌及癌前病变的发生。2021 年,中华医学会妇科肿瘤学分会与中国优生科学协会阴道镜和宫颈病理学分会组织专家,依循医学证据,结合我国国情和临床实际,达成《人乳头瘤病毒疫苗临床应用中国专家共识》:通过注射 HPV 疫苗对部分型别的 HPV 病毒可产生免疫保护作用,是防控 HPV 感染相关疾病的一级预防措施。2017 年WHO 发布的 HPV 疫苗立场文件指出,现有证据表明,目前已上市的 HPV 疫苗安全性良好,不良反应与其他疫苗相似。目前,我国国家药品监督管理局已批准上市 4 种 HPV 疫苗有国产双价 HPV 疫苗(大肠杆菌)、双价 HPV 吸附疫苗、四价和九价 HPV 疫苗。优先推荐 9 ~ 26 岁女性接种 HPV 疫苗,特别是 17 岁之前的女性;同时推荐 27 ~ 45 岁有条件的女性接种 HPV 疫苗。

妊娠期女性接种 HPV 疫苗的研究数据有限。2014 年美国 ACIP 和2017 年 WHO 发表的 HPV 疫苗立场文件声明,基于妊娠期 HPV 疫苗接种数据有限,不推荐妊娠期女性预防性接种 HPV 疫苗,应将疫苗接种推至妊娠结束后。近期计划妊娠者不推荐接种 HPV 疫苗,且在完成最后一剂接种 2 个月内应尽量避免受孕,建议推迟至哺乳期后再行接种。若疫苗接种后发现已怀孕,应停止未完成剂次的接种,将未完成接种剂次推迟至分娩后再行补充接种;已完成接种者,无须干预。接种 HPV 疫苗前无须妊娠检测。

5. 新型冠状病毒疫苗

中华预防医学会生殖健康分会在 2021 年发布了《围妊娠期女性新型冠状病毒肺炎疫苗接种的专家共识》。由于在最初 COVID-19 疫苗的 3 期临床试验中,妊娠及哺乳期女性并未被纳入,导致目前有关 COVID-19 疫苗在妊娠和哺乳期女性中的有效性和安全性方面的数据极其有限。

现有的证据表明,与非孕女性比较,妊娠期女性感染 SARS-CoV-2 时进展为重型 COVID-19 的风险更高,特别是当感染发生在妊娠晚期时。所以孕妇应被视为 COVID-19 流行期间的高危人群。但目前仍无妊娠期何时接种疫苗的数据,所以推荐有暴露风险且有接种意愿的妊娠期女性及时接种。

对于有备孕计划的女性,不必仅因接种新冠病毒疫苗而延迟怀孕计划;如果在接种后怀孕或在未知怀孕的情况下接种了疫苗,基于对上述疫苗安全性的理解,不推荐仅因接种新冠病毒疫苗而终止妊娠,建议做好孕期检查和随访。

由于目前缺乏 COVID-19 疫苗对人体生殖系统、配子、胚胎及母婴远期影响的证据,对于拟进行辅助生殖技术治疗的夫妇,建议接种疫苗 1 个月待免疫反应稳定后再进入助孕周期。疫苗接种时出现严重不良反应的育龄夫妇,需暂停启动。

发现怀孕后何时去医院检查?

李女士月经晚了 10 天还没有来,准备去医院检查一下。妈妈说:"有啥检查的? 我们那会儿到生了才去医院,你不也健健康康的吗?"直到怀孕 3 个月,李女士才来到了医院,结果超声检查提示胚胎停育,李女士懊悔不已。妇女发现怀孕后到底什么时候去医院检查呢? 根据月经是否规律,主要给出以下参考建议。

1. 月经规律者

如果平时月经很规律,一旦月经推迟,就应该考虑到怀孕。此时应该到药店买验孕棒或者到医院检查确定怀孕。因为精子和卵子形成受精卵后 1 周左右进入宫腔着床,着床后 1 日即可自母血清中测出人绒毛膜促性腺激素(HCG),所以一旦月经推迟,血液及尿液中均应当检测出人绒毛膜促性腺激素。验孕棒就是检测尿液中的 HCG,阳性就是有 HCG,考虑妊娠;阴性建议到医院进一步检测血液中的 HCG 含量。HCG 阳性仅仅能确定妊娠,但无法确定是宫内孕还是宫外孕。所以当停经 40 天(从最后一次月经第 1 天开始计算)时,务必到医院就诊行超声检查确定宫内早孕,排除宫外孕。经腹超声最早停经 42 天可查见卵黄囊,经阴道超声最早停经 35 天可查见卵黄囊,在超声下见到卵黄囊即可确定宫内早孕。

2. 月经不规律者

如果平时月经不规律,一旦出现恶心、晨起呕吐、头晕、乏力、嗜睡、食欲缺乏、喜食酸物、厌恶油腻等症状,应该首先到医院妇产科检查排除妊娠。

很多妇女到消化科就诊,做了很多检查,服用了很多药物,结果发现只是早孕反应。若是自行验孕棒检查阳性,也应到医院妇产科进一步检查确定妊娠天数。

3. 阴道出血或腹痛者

无论月经规律与否,如果出现了阴道出血或者腹痛,都应到医院妇产科检查。因为先兆流产和宫外孕都会出现阴道出血和腹痛,需要医生进行鉴别诊断。

另外,对于月经周期为28~30天的女性介绍超声下早期胚胎发育的情况供参考:孕5周(停经35天)出现孕囊,孕5~6周出现卵黄囊,孕6~7周可见胚芽及胎心管搏动,孕8周末初具人形,孕12周后可见四腔心及脊柱。

宫内孕还是宫外孕?

怀孕后首先应当检查排除宫外孕。大约在受精6~7日后胚胎植入子宫内膜的过程为着床。如果受精卵在子宫体腔以外着床就称为异位妊娠,习惯称宫外孕。宫外孕以输卵管妊娠为最常见,约占95%。除此之外,还有卵巢妊娠、剖宫产瘢痕处妊娠等。宫外孕是妇产科常见的急腹症,发病率2%~3%,是早期妊娠孕妇死亡的主要原因。

出现哪些情况需要及时到医院检查排除宫外孕呢?

(1)因为宫外孕典型的临床表现是停经、腹痛与阴道流血,与先兆流产症状相似,所以怀孕后只要出现了阴道流血或者腹痛,请到医院就诊。

(2)还有20%~30%的宫外孕患者没有停经史,她们把不规则阴道流血误认为是月经或者由于月经过期仅数日而不认为是停经。所以妇女一旦出现腹痛或者不正常的阴道流血(只要和平素的月经情况有所不同,比如此次月经推迟了几日或者经量减少或者经期较长或者阴道出血时有时无),请务必到医院就诊进一步检查。

(3)有些妇女认为采取了避孕措施,就一定不会怀孕,临床情况并非如此。在临床上避孕套避孕失败的、带环怀孕甚至宫外孕的、紧急避孕药避孕失败的,比比皆是。像体外射精和安全期避孕这些避孕方法就更不可靠了。

(4)还有少数妇女缺乏警惕性,直到剧烈腹痛才到医院就诊,此时已经出现了宫外孕破裂导致的贫血、休克甚至死亡。所以,停经 40 天(从最后1 次月经第一天开始计算)时务必到医院就诊行超声检查排除宫外孕。

剖宫产瘢痕部位妊娠是宫外孕吗?

随着二孩、三孩政策的放开,越来越多的瘢痕子宫女性有了生育要求。比如剖宫产术后女性。剖宫产时子宫切口一般都选择在子宫前壁下段,靠近宫颈处。可能由于子宫切口愈合不良或者炎症导致瘢痕部位出现微小的裂孔,当再次怀孕后如果受精卵运行过快或者发育迟缓,在通过宫腔的时候尚不具备着床种植能力,继续下行,当抵达剖宫产瘢痕处时通过微小裂孔进入了子宫肌层而着床。此时受精卵着床于前次剖宫产子宫切口瘢痕处就是剖宫产瘢痕部位妊娠(CSP)。剖宫产瘢痕部位妊娠是一种特殊的宫外孕,并且是一个限时定义,仅限于早孕期(<12 周)。剖宫产瘢痕部位妊娠为剖宫产的远期并发症之一。近年来由于国内剖宫产率居高不下,所以此病的发生率呈上升趋势。如果剖宫产瘢痕部位妊娠继续妊娠至中晚期,则发展成胎盘植入、凶险性前置胎盘、子宫破裂大出血的风险大大增加。

剖宫产瘢痕部位妊娠临床表现为既往有子宫下段剖宫产史,此次停经后出现不规则阴道出血。临床上常被误诊,甚至误诊为正常早孕而行人工流产导致术中术后大出血或者流产后反复出血。由于子宫下段肌层较薄弱,加上剖宫产切口瘢痕缺乏收缩能力,所以剖宫产瘢痕部位妊娠在行流产或者刮宫手术时断裂的血管不能自然关闭,可发生致命的大量出血。

经阴道彩色多普勒超声结合经腹超声检查是诊断剖宫产瘢痕部位妊娠的主要手段。剖宫产瘢痕部位妊娠根据孕囊与宫腔的位置分为两种类型。若为内生型胚囊,也就是孕囊种植肌层浅,孕囊是向宫腔方向生长的,可发展为宫内活胎,甚至足月分娩,但有前置胎盘和胎盘植入的风险;若为外生型胚囊,植入肌层深,孕囊向膀胱方向生长,子宫前壁肌层外凸且菲薄,甚至消失。如继续妊娠可发展为凶险性前置胎盘,甚至子宫破裂。

多项研究数据表明,剖宫产瘢痕部位妊娠保守治疗并不可取,有生育要求的女性大多可以在终止剖宫产瘢痕部位妊娠后再次妊娠得到好的结局。所以剖宫产瘢痕部位妊娠治疗原则为早诊断,早终止,早清除。治疗目标为终止妊娠、去除病灶、保障患者的安全。一旦怀疑剖宫产瘢痕部位妊娠,应住院治疗。治疗方法尚无一定论,可根据患者年龄、病情、超声显像、血 β-HCG 水平以及对生育的要求等,选择适宜的治疗方案。

有生育要求的妇女,建议治愈后半年再次妊娠,并告知其再次妊娠仍然有发生剖宫产瘢痕部位妊娠、妊娠晚期子宫破裂、胎盘植入的风险。对于没有生育要求的妇女,应及时落实合适的高效的避孕措施。月经恢复正常以后,推荐使用复方短效口服避孕药、宫内节育器作为长效可逆的避孕方法。

宫外孕为什么会腹痛?

宫外孕是妇产科常见的急腹症,发病率2%～3%,是早期妊娠孕妇死亡的主要原因。但近年来,由于宫外孕得到更早的诊断和处理,患者的存活率和生育保留能力明显提高。

宫外孕以输卵管妊娠为最常见(占95%),相对于子宫,输卵管管腔狭小,管壁薄且缺乏黏膜下组织,受精卵很快穿过黏膜上皮接近或进入输卵管肌层,受精卵或胚胎往往发育不良,常发生输卵管妊娠流产或者破裂。

1. 输卵管妊娠破裂

输卵管妊娠破裂多发生于停经6周左右。受精卵为了获取更多营养,胚泡生长发育时绒毛是向管壁方向侵蚀输卵管的肌层及浆膜层,最终穿破输卵管浆膜,形成输卵管妊娠破裂。输卵管肌层血管丰富,短期内可发生大量腹腔内出血,使患者出现休克。出血量远较输卵管妊娠流产多,腹痛剧烈。

2. 输卵管妊娠流产

输卵管妊娠流产多见于停经50余天。受精卵为了获得生存空间,发育中的胚泡常常向输卵管管腔突出。若胚泡与输卵管管壁分离,整个胚泡与输卵管壁剥离落入输卵管管腔,刺激输卵管逆蠕动经输卵管伞端排出到腹腔,形成输卵管妊娠完全流产,此时出血量一般不多。倘若胚泡与输卵管管壁剥离不完整,妊娠产物部分排出到腹腔,部分还附着于输卵管壁,形成输卵管妊娠不全流产,滋养细胞继续侵蚀输卵管壁,导致反复出血。

腹痛是输卵管妊娠患者到医院就诊的主要症状,占95%。输卵管妊娠发生流产或破裂之前,由于胚胎在输卵管内逐渐增大,常常表现为一侧下腹部隐痛或者酸胀感。一旦发生输卵管妊娠流产或破裂时,患者会突感一侧下腹部撕裂样的疼痛,常常伴有恶心、呕吐等胃肠道刺激症状。若血液局限于病变区,主要表现为下腹部疼痛,当血液积聚于下腹部时,可出现肛门坠胀感。随着血液由下腹部流向全腹,疼痛可由下腹部向全腹扩散,血液刺激膈肌,可引起肩胛部放射性疼痛及胸部疼痛。

宫外孕都需要手术治疗吗?

由于血 HCG 检测和经阴道超声检查的应用,很多宫外孕在发生流产或者破裂之前就得到了及早的诊断。这也为很多宫外孕患者争取到了保守手术和非手术治疗的机会。

宫外孕的治疗包括手术治疗、药物治疗和期待治疗。

1. 手术治疗

手术治疗根据是否保留患侧输卵管分为保守手术和根治手术。手术治疗适用:①生命体征(体温、呼吸、脉搏、血压)不稳定或有腹腔内出血征象者;②宫外孕有进展者(如血 HCG>3 000 单位/升或持续升高、宫腔以外出现胎心搏动、附件区大包块等);③随诊不可靠者;④药物治疗禁忌证或无效者;⑤持续性宫外孕患者。保守性手术是将患侧输卵管内的妊娠物取出,保留输卵管,适用于有生育要求的年轻妇女,特别是对侧输卵管已经切除或者有明显病变者。根治性手术是将患侧输卵管切除,适用于输卵管妊娠流产或破裂、内出血并发休克的急症患者。

2. 药物治疗

药物治疗有化学药物治疗、孕激素拮抗剂和中药。主要适用于排除了宫内妊娠、病情稳定的输卵管妊娠患者及保守性手术后发生持续性宫外孕者。符合下列条件可采用药物治疗:①无药物治疗的禁忌证;②输卵管妊娠未发生破裂;③妊娠囊直径<4 厘米;④血 HCG<2 000 单位/升;⑤无明显内出血。主要的禁忌证为:①生命体征不稳定;②宫外孕破裂;③妊娠囊直径≥4 厘米或≥3.5 厘米伴胎心搏动;④药物过敏、慢性肝病、血液系统疾病、活动性肺部疾病、免疫缺陷、消化性溃疡等。化疗常用药物是甲氨蝶呤,孕激素拮抗剂是米非司酮。

中医学没有宫外孕相关病名,按照临床表现,归于"妊娠腹痛""癥瘕"等范畴。中医病因病机大多认为是宿有少腹瘀滞,冲任不畅;或者与先天肾气不足等有关。是"少腹血瘀"的实证,治疗始终是以活血化瘀为主。临床分为未破损期和已破损期。未破损期是指输卵管妊娠尚未破损者。治法以活血化瘀、消癥杀胚为主,方药选择宫外孕Ⅱ号方(赤芍、丹参、桃仁、三棱、莪术);已破损期的不稳定型,是指输卵管妊娠破损后时间不长,病情不够稳定,随时有再次发生腹腔内出血的可能。治法以活血祛瘀,佐以益气,方药选择宫外孕Ⅰ号方(赤芍、丹参、桃仁)加党参、黄芪。

3. 期待治疗

期待治疗适用于病情稳定、血 HCG 水平较低(<1 500 单位/升)且呈下降趋势,随访可靠的患者。

因为宫外孕是妇产科常见的急腹症,发病率 2% ~3% ,是早期妊娠孕妇死亡的主要原因。所以,妊娠早期如果出现阴道流血或者腹痛,要及时到医院排除宫外孕。

流产的原因有哪些?

身边有很多女性朋友怀孕后出现了胚胎停育,甚至流产反复发生,对女性的身体和心理打击很大,提到怀孕就担心不已。我们来了解一下流产的原因都有哪些?

1. 胚胎染色体异常

胚胎染色体异常是早期妊娠流产最常见的原因,占 50% ~60% 。以三体最常见,比如 21-三体、18-三体等。

2. 母体因素

(1)全身性疾病:比如感染、高热,严重贫血、糖尿病或者高血压,都可能导致流产。

(2)生殖器异常:子宫肌瘤、子宫腺肌病、子宫畸形或者宫腔粘连,可妨碍胚胎发育而导致流产;有时可因子宫颈内口松弛,导致胎膜早破而发生晚期流产;宫颈机能不全应在妊娠 12 ~14 周行预防性宫颈环扎术,术后定期随诊,妊娠达到 37 周或以后拆除环扎的缝线。若环扎术后有阴道流血、宫缩,经积极治疗无效,应及时拆除缝线,以免造成宫颈裂伤。

（3）内分泌失调：比如黄体功能不全、多囊卵巢综合征、甲状腺功能减退等均可导致流产。

（4）强烈应激与不良习惯：过度紧张焦虑等精神创伤、外伤或者性交过频、孕妇过量吸烟、酗酒、吸食毒品等，均可导致流产。

（5）免疫功能异常：比如抗磷脂综合征、系统性红斑狼疮、封闭抗体不足等可发生自然流产，甚至习惯性流产。

3. 父亲因素

有研究证实精子的染色体异常可导致自然流产。

4. 环境因素

可导致流产的有毒物质有甲醛、铅、砷等化学物质，过多接触放射线也可能引起流产。

妇女怀孕后出现了阴道流血或者腹痛，要及时到医院就诊检查了解胚胎的发育情况，必要时积极保胎治疗。对于反复出现的胚胎停育，一定要完善检查，尽可能地了解流产的原因并积极治疗。

孕期补什么？怎么补？

妇女怀孕之后，每天所吃的食物除了要维持自身的机体代谢所需要的营养物质外，还要供给体内胎儿生长发育所需要。孕期营养不良不仅与流产、早产、难产、死胎、畸形胎儿、低出生体重、巨大胎儿、妊娠期贫血、子痫前期、妊娠期糖尿病、产后出血等相关，也会对子代出生后的成长和代谢产生不利的影响。因此指导孕妇合理摄入蛋白质、脂肪、碳水化合物、维生素和矿物质、摄入由多样化食物组成的营养均衡膳食，对母儿都十分重要。

中国营养学会妇幼营养分会根据国内外研究新进展，结合我国孕妇人群的主要营养健康问题，制定了《中国孕期妇女膳食指南（2016）》。

孕早期胎儿生长发育速度相对缓慢，所需营养与孕前无太大差别，所以妊娠早期不需要额外增加能量。无明显早孕反应的孕妇，继续保持孕前平衡膳食即可，孕吐较明显或者食欲不佳的孕妇无须强迫进食，可以根据个人的饮食嗜好和口味选用容易消化的食物，少量多餐。因妊娠反应严重而不能正常进食足够碳水化合物的孕妇应及时就医，避免对胎儿早期脑发育造成不良影响,此时不必过分强调平衡膳食。具体建议如下。

(1)膳食清淡、适口:易于消化,并有利于降低妊娠反应。包括各种新鲜蔬菜和水果、大豆制品、鱼、禽、蛋以及各种谷类制品。

(2)少食多餐:进食的餐次、数量、种类及时间应根据孕妇的食欲和反应的轻重及时进行调整,少食多餐,保证进食量。

(3)保证摄入足量富含碳水化合物的食物:妊娠早期应保证每日至少摄入130克碳水化合物,首选易消化的粮谷类食(200克左右的全麦粉或180克大米)。

(4)多摄入富含叶酸的食物并补充叶酸:妊娠早期叶酸缺乏可增加胎儿发生神经管畸形及早产的危险。妇女应从计划妊娠开始多摄取富含叶酸的动物肝脏、深绿色蔬菜及豆类,并建议每日额外补充叶酸400~800微克。

(5)戒烟、禁酒:烟草中的尼古丁和烟雾中的氰化物、一氧化碳可导致胎儿缺氧和营养不良、发育迟缓。酒精亦可通过胎盘进入胎儿体内造成胎儿宫内发育不良、中枢神经系统发育异常等。

孕中期开始,胎儿生长发育逐渐加速,母体生殖器官的发育也相应加快,对营养的需要增大,应合理增加食物的摄入量。妊娠4个月后至分娩,在原基础上每日增加能量200千卡。我国居民的主要热能来源是主食,所以孕妇每日应摄入主食200~450克。孕中晚期胎儿生长加速,妊娠中期开始增加蛋白质15克/天。蛋白质的主要来源是动物性食品如鱼、禽、蛋、瘦肉和奶制品等。孕中晚期,每日增加大约35克的主粮类即可。脂肪占总能量的25%~30%,过多摄入会导致超重,易引起妊娠并发症,但长链不饱和脂肪酸已经证实对胎儿大脑和视网膜发育有帮助,所以适当多吃鱼类水产品尤其是深海鱼类、核桃等食物有一定的好处。膳食纤维虽然不被人体吸收,但其可降低糖、脂肪的吸收和减缓血糖的升高,预防和改善便秘和肠道功能,妊娠期应该多食含膳食纤维丰富的食物如蔬菜、低糖水果和粗粮类。具体如下。

(1)适当增加鱼、禽、蛋、瘦肉等优质蛋白质的来源,妊娠中期每日增加动物性食物共计50克,孕晚期需再增加75克左右,合计增加125克/天。鱼类尤其是深海鱼类,比如三文鱼、鲱鱼、凤尾鱼等,含有较多二十二碳六烯酸(DHA)对胎儿大脑和视网膜发育有益,每周最好食用2~3次深海鱼类。

(2)适当增加奶类的摄入:奶类富含蛋白质,也是钙的良好来源。从妊娠中期开始,每天需要摄入各种奶制品500克,奶制品包括液态奶、酸奶、奶粉等,可分别在正餐或者加餐时食用。每日至少还需补充600毫克的钙。尤其当出现下肢肌肉痉挛时,可能是孕妇缺钙的表现,应补充钙剂600～1 500毫克/天。

(3)适当增加碘的摄入:孕期碘的推荐摄入量230微克/天,孕妇除坚持选用加碘盐外,每周还应摄入1～2次含碘丰富的海产品如海带、紫菜等。

(4)常吃含铁丰富的食物:孕妇是缺铁性贫血的高发人群,给予胎儿铁储备的需要,孕中期开始要增加铁的摄入,每日增加20～50克红肉,每周吃1～2次动物内脏或动物血,基本能满足孕期增加的铁营养需要。有指征时可额外补充铁剂。诊断明确的缺铁性贫血孕妇,应补充元素铁100～200毫克/天。

(5)适量活动,维持体重的适宜增长。通过运动能增加肌肉力量和促进机体新陈代谢;促进血液循环和胃肠蠕动,减少便秘;增强腹肌、腰背肌、盆底肌的能力;锻炼心肺功能,释放压力,促进睡眠。如果没有医学禁忌,多数活动和运动对孕妇都是安全的。孕中晚期每日应进行不少于30分钟的中等强度的身体活动,如快走、打球、跳舞、孕妇瑜伽、各种家务劳动、体操、游泳等,有利于体重适宜增长和自然分娩。但孕期不适宜开展跳跃、震动、球类、登高(海拔2 500米以上)、长途旅行、长时间站立、潜水、滑雪、骑马等具有一定风险的运动。

(6)禁烟戒酒,少吃刺激性食物。烟草和酒精对胚胎发育的各个阶段有明显的毒性作用,因此应禁烟戒酒。

由于目前我国尚缺乏足够的数据资料建立孕期适宜增重推荐值,所以参考美国医学研究院2009年推荐的妇女孕期体质量增长适宜范围:如果孕前体质量指数即BMI在正常范围(18.5～24.9千克/米^2),那么孕期总增重应控制在11.5～16千克;对于孕前超重孕妇(25千克/米^2≤BMI<30千克/米^2),孕期总增重范围7～11.5千克;对于孕前肥胖孕妇(BMI≥30千克/米^2),孕期总增重范围5～9千克。

围生保健做点啥?

规范的产前检查能够及早防治妊娠并发症或合并症,及时发现胎儿异常,评估孕妇及胎儿的安危,确定分娩时机和分娩方式,保障母儿安全。根据我国《孕前和孕期保健指南（2018 年）》，目前推荐的产前检查孕周分别是：妊娠 $6 \sim 13^{+6}$ 周，$14 \sim 19^{+6}$ 周，$20 \sim 24$ 周，$25 \sim 28$ 周，$29 \sim 32$ 周，$33 \sim 36$ 周，$37 \sim 41$ 周（每周 1 次）。有高危因素者，可酌情增加次数。具体产前检查的内容见附录。

唐氏筛查、无创产前 DNA 检测、羊膜穿刺术，怎么选？

对于孕期要做的各项检查中，准妈妈最为迷惑和担忧的可能算是唐氏筛查（简称：唐筛）、无创产前 DNA 检测和羊膜穿刺术（羊水穿刺）了，为什么要做？到底该怎么选择呢？

为什么要做此类检查，因为其可以帮助判断胎儿是否有染色体畸形，如果出现染色体畸形，后果往往很严重。

回答如何选择此类检查，需要先了解这三种检查各自的优势和局限性。

唐筛和无创产前 DNA 检测是两种产前筛查的方法，不属于产前诊断方法，不能取代传统的产前诊断方法。对于检测结果高风险者，需要提供遗传咨询及进一步的侵入性产前诊断方法以明确诊断，而不能仅依据筛查结果做出终止妊娠的临床决定。羊膜穿刺术是目前被广泛使用的产前诊断方法。

1. 唐氏筛查

唐筛是中孕期血清生化筛查，是通过生物化学的方法检测母体血清中多种生化筛查指标的浓度，并结合孕妇的年龄、体重、孕周等，预测胎儿患 21-三体、13-三体、18-三体综合征及神经管缺陷的风险。其具有无创性、费用低的特点。筛查在孕 $15 \sim 20$ 周进行，唐氏综合征（21-三体综合征）的检出率为 $60\% \sim 75\%$，假阳性率为 5%。但不适合双胎妊娠及预产期年龄超过 35 岁的孕妇。预产期年龄在 $35 \sim 39$ 岁而且单纯年龄为高危因素，签署知情同意书可先行无创产前 DNA 检测进行筛查；预产期年龄 $\geqslant 40$ 岁的孕妇，建议羊膜腔穿刺术。

2. 无创产前 DNA 检测

无创产前 DNA 检测的原理是基于母体血浆中含有胎儿游离 DNA，通过采集孕妇外周血，利用新一代高通量测序技术对母体外周血浆中的游离

DNA 片段（包括胎儿游离 DNA）进行测序，并进行生物信息学分析，得出胎儿患 21-三体、18-三体、13-三体综合征的风险率，从而预测胎儿患这三种综合征的风险。无创产前筛查的优势在于其无创性，不会增加胎儿的丢失率，且相对唐筛，敏感性和特异性高，对于单胎 21-三体综合征的检出率高达 99% 以上，对 18-三体和 13-三体筛查的检出率分别为 97% 和 91%，假阳性率在 1% 以下。检查时机从孕 10 周起即可进行，最佳孕周为 12 ~ 22^{+6} 周。无创产前 DNA 检测存在一定的假阳性，且对于双卵双胎，无创产前 DNA 检测只能筛查整体风险，却无法明确具体哪一胎风险高。

3. 羊膜穿刺术

超声介导下的羊膜腔穿刺术是目前应用最广泛、相对安全的介入性的产前诊断技术。即通过羊膜腔穿刺术获得羊水中的胎儿细胞或胎儿 DNA 进行遗传学检查，作出染色体或基因疾病的诊断。对于高风险人群建议直接进行羊膜腔穿刺术。羊膜腔穿刺术一般在孕 16 周后进行，孕 16 周前进行羊膜腔穿刺术可增加流产、羊水渗漏、胎儿畸形等风险。术后胎儿丢失风险约为 0.5%，阴道见红或羊水泄漏发生率为 1% ~ 2%，绒毛膜羊膜炎的发生率低于 0.1%。

简单总结一下：唐筛、无创产前 DNA 检测是产前筛查方法，目的是从孕妇人群中发现有先天性缺陷和遗传性疾病胎儿的高风险孕妇，以便进一步明确诊断。羊膜穿刺术是产前诊断方法，目的是对胎儿进行先天性缺陷和遗传性疾病的诊断。具体如何选择，建议经遗传咨询或产科医师咨询、充分知情后再做选择。

感染乙肝的女性怀孕前后需要注意什么？

我国乙型肝炎发病率高，妊娠合并病毒性肝炎的总体发病率是 0.8% ~ 17.8%，妊娠合并重型肝炎仍然是我国孕产妇死亡的主要原因之一。乙型病毒性肝炎患者在怀孕前后需要注意什么呢？

（1）感染乙型肝炎病毒（HBV）的生育期女性应在妊娠前进行肝功能、血清 HBV DNA 检测以及肝脏超声检查。患者最佳的受孕时机是肝功能正常，血清 HBV DNA 低水平、肝脏超声无特殊改变。若不适合备孕，建议到消化科就诊。比如若有病毒治疗指征,可采用干扰素或核苷类药物治疗,应用干扰素治疗的妇女,停药后6个月方可考虑妊娠;口服核苷类药物需要长时间治疗,最好应用替诺福韦或者替比夫定,可以延续至妊娠期使用。

(2)孕期应加强营养,食物要富于蛋白质、碳水化合物和维生素等,以增强抵抗力。同时注意饮食卫生和个人卫生。孕期加强围产保健,定期复查肝功能、血清HBV DNA检测以及肝脏超声检查,如有异常及时和消化科联系进一步治疗。

(3)乙型肝炎病毒可通过母婴垂直传播、产时及产后传播三种途径传播。母婴垂直传播近年来虽然有所降低,但仍是我国慢性乙型肝炎病毒感染的主要原因,接种乙型肝炎疫苗仍是预防HBV感染最有效的方法。乙型肝炎疫苗全程需接种3针,接种第1针疫苗后,在1个月和6个月时注射第2针和第3针疫苗。要求新生儿在出生后24小时内,越早越好,接种第1针10微克乙型肝炎疫苗,单用乙型肝炎疫苗阻断母婴传播的阻断率是87.8%。乙型肝炎免疫球蛋白(HBIG)是高效价的抗HBV免疫球蛋白,可使新生儿获得被动免疫,是预防乙肝感染有效的措施。对于HBsAg阳性的母亲所生新生儿,应在出生后24小时内尽早注射HBIG,剂量应≥100单位,可显著提高母婴传播的阻断成功率。新生儿或者婴幼儿感染HBV以后,超过80%将成为慢性HBV感染者。即使乙肝疫苗、乙肝高效价免疫球蛋白联合免疫方案可以显著降低乙肝的母婴传播,但仍有10%~15%的婴儿发生免疫失败。

(4)对乙肝表面抗原(HBsAg)阳性母亲的新生儿,经过主动以及被动免疫后,无论母亲乙型肝炎病毒e抗原(HBeAg)阳性还是阴性,其新生儿都可以母乳喂养,无须测母乳中有无HBV DNA。因病情严重不宜哺乳者应尽早回奶。回奶禁用雌激素等对肝脏有损害的药物,可选择口服生麦芽或乳房外敷芒硝。

西医保胎常用哪些药物?

在早期自然流产中,有50%~60%的妊娠物有染色体异常,这是大自然的优胜劣汰。但是也有一小部分流产可通过药物进行积极保胎治疗,并可获得良好的预后。

对先兆流产的治疗除了休息、严禁性生活之外,应该为患者尽可能营造一个有利于心情稳定、解除紧张气氛的环境,对曾经有过流产史、焦虑的患者,应给与更多的精神支持。根据《孕激素维持早期妊娠及防治流产的中国专家共识》《低分子肝素防治自然流产中国专家共识》以及《妊娠和产后甲状腺疾病诊治指南(第2版)》,总结常用的西医保胎治疗药物如下。

1. 孕激素

孕激素适应证:①早期先兆流产(孕12周前);②晚期先兆流产(孕13~28周);③复发性流产再次妊娠;④助孕周期。

孕激素的用药途径可分为口服、肌内注射、局部应用(阴道用药)等,可酌情合并用药。①首选口服用药:地屈孕酮,每日20~40毫克,或其他的口服黄体酮制剂;妊娠剧吐患者应谨慎使用。②肌内注射黄体酮:每日20毫克,因黄体酮注射剂为油剂,吸收慢,使用时应注意患者局部皮肤、肌肉的不良反应。③阴道用黄体酮:微粒化黄体酮,每日200~300毫克,或黄体酮阴道缓释凝胶,每日90毫克;阴道流血的患者应谨慎使用。

2. 低分子肝素

近年来低分子肝素(LMWH)在妇产科及生殖领域的应用越来越广泛。由于LMWH具有高效的抗凝作用,且不良反应小、安全性高,尤其在某些反复自然流产患者的治疗方面疗效肯定。目前LMWH被公认为是治疗由抗磷脂综合征(APS)、血栓前状态(PTS)、自身免疫病等引起反复自然流产(RSA)的有效药物。近年来有研究表明,LMWH除了具有抗凝作用外,还具有免疫调节以及其他非抗凝益处,如抑制抗磷脂抗体(APL)产生的免疫反应,促进滋养细胞的增殖、侵袭及分化,抑制滋养细胞凋亡,保护血管内皮,促进胎盘形成等。

常用的LMWH有那屈肝素钙、达肝素钠和依诺肝素钠等。LMWH使用剂量有预防剂量和治疗剂量2种。预防剂量如那屈肝素钙注射液2 850单位(0.3毫升)皮下注射,每日1次,或者达肝素钠注射液5 000单位(0.5毫升)皮下注射,每日1次,或依诺肝素钠注射液4 000单位(0.4毫升)皮下注射,每日1次;治疗剂量如那屈肝素钙注射液0.01毫升/千克(95单位/千克)皮下注射,每12小时1次,或达肝素钠注射液100单位/千克皮下注射,每12小时1次,或依诺肝素钠注射液100单位/千克皮下注射,每12小时1次。超剂量使用LMWH会增加出血的风险。

3. 甲状腺素

甲状腺素(T4)对胎儿脑发育至关重要,所以妊娠期临床甲状腺功能减退损害子代的神经智力发育。建议中国妇女妊娠早期促甲状腺激素(TSH)不应超过4.0毫单位/升。

妊娠期临床甲减诊断标准为 TSH>4.0 毫单位/升,且游离甲状腺素(FT4)<妊娠期参考范围下限。妊娠期亚临床甲状腺功能减退症(SCH)的诊断标准:血清 TSH>4.0 毫单位/升,血清 FT4 在妊娠期特异性参考范围之内。

胎儿脑组织中大部分三碘甲状腺原氨酸(T3)由母体 T4 转化而来。妊娠期临床甲状腺功能减退、妊娠期亚临床甲状腺功能减退都首选左甲状腺素治疗。不建议使用左三碘甲状腺原氨酸(LT3)、T3/T4 联合干甲状腺片治疗。

妊娠期临床甲状腺功能减退和妊娠期亚临床甲状腺功能减退的治疗目标都是将 TSH 控制在妊娠期特异性参考范围的下 1/2。如无法获得妊娠期特异性参考范围,TSH 可控制在 2.5 毫单位/升以下。

4. 阿司匹林

妊娠合并自身免疫性疾病是严重影响母婴健康的一类疾病。自身免疫性疾病可导致妊娠丢失、胎儿生长受限及羊水过少、母体易栓倾向,是发生子痫前期、子痫以及 HELLP 综合征的高风险因素;对胎儿大脑和神经系统发育造成影响,造成远期的精神、神经智力等发育缺陷。

阿司匹林对于妊娠合并自身免疫性疾病的患者,抗凝治疗兼具预防和治疗的双重性。妊娠期短期使用通常是安全的,但是在孕晚期(>30 ~ 32 周),会增加动脉导管早闭的风险,并增加了母亲出血和儿童哮喘的风险,应避免使用。通常临床使用小剂量阿司匹林(75 毫克/天)治疗妊娠合并系统性红斑狼疮、类风湿关节炎、硬皮病、未分类的结缔组织病和(或)抗磷脂抗体(APL)阳性,可以显著降低高危人群的围产期死亡、流产、子痫前期及其并发症的风险。

中医药保胎有啥特色?

中医药对妊娠病的病因、病机、诊法、辨证方法、治法及预防都有系统的认识,有其独有的特色。

1.妊娠病的特点

妊娠病常见的病因有外感六淫、情志内伤、房事不节、劳倦过度、跌仆闪挫及素体脏腑功能弱、阴阳气血的偏盛偏衰等。妊娠期母体内环境的变化为内因,致病因素为外因,致病因素加之妊娠期母体内环境的生理变化,导致妊娠病的发生。

妊娠病的发生机制主要有四个方面。其一,素体阴血不足,孕后阴血下注冲任以养胎元,阴血更虚,若阴虚阳亢,虚阳外浮,甚至气机逆乱,引起妊娠恶阻、子晕、子痫等病。其二,由于胎体渐长,致使气机升降失调,或情志内伤,致气机阻滞,易形成气滞、湿郁及痰湿内停,而致子肿、子满;若少腹瘀滞,气滞血瘀,冲任不畅,孕卵不能运达胞宫而致宫外孕。其三,素体脾肾不足,或疲倦过度、房事不节伤及脾肾;脾虚则气血生化乏源,胎失所养,或气虚不能载胎系胎,肾虚冲任不固,胎失所系,胎元不固,可致胎漏、胎动不安、滑胎等。其四,脾胃为气血生化之源,运化失司,脾虚血少胎失所养,致使胎漏、胎萎、胎动不安;脾肾不足,运化失职,水湿内停,导致子肿;孕后母体之血供养胎元生长,脾虚血少,血虚生风化燥致妊娠身痒。

妊娠病的治疗原则:治病与安胎并举。首先分清母病与胎病,胎元正常者,宜治病与安胎并举,如因母病而致胎不安者,重在治病,病去则胎自安;若因胎不安而致母病者,重在安胎,胎安则病自愈。安胎之法,以补肾健脾,调理气血为主。补肾为固胎之本,健脾为益血之源,理气以通调气机,理血以养血为主或佐以清热,使脾肾健旺,气血和调,本固血充,则胎可安。若胎元不正,胎堕难留,或胎死不下,或孕妇有病不宜继续妊娠者,则宜从速下胎以益母。

2.中药保胎

临床上有很多治疗妊娠病的方剂广为使用,比如寿胎丸、保阴煎、胎元饮治疗先兆流产;宫外孕Ⅰ、Ⅱ号方治疗宫外孕;香砂六君子汤、苏叶黄连汤、温胆汤治疗妊娠剧吐;生化汤治疗不全流产;泰山磐石散、补肾固冲丸治疗习惯性流产。

妊娠期凡峻下、滑利、祛瘀、破血、耗气、散气及一切有毒药品,都应慎用或禁用。如果病情确实需要,亦可适当选用。如妊娠恶阻也可适当选用法半夏等药物;确有瘀阻胎元时,还须在补肾安胎的基础上适当选配活血化瘀药,使瘀祛而胎安。即所谓:"有故无殒,亦无殒也。"但须严格掌握剂量和用药时间,"衰其大半而止",以免动胎、伤胎。

3. 中药穴位贴敷保胎

中药穴位贴敷是以中医的经络学为理论依据,把药物研成细末,用水、醋、酒、蛋清、蜂蜜等调成糊状,直接贴敷穴位,用来治疗疾病的一种无创无痛的穴位疗法。

肝脉与冲脉交汇于三阴交,三阴交又为足太阴脾经腧穴及三阴经的交会穴;足三里为足阳明胃经腧穴;神阙穴属任脉要穴。故取三阴交、足三里及神阙穴,用吴茱萸、竹茹贴敷以降逆止呕。

胞脉系于肾,肾主生殖,肾于任脉交汇于关元穴,与冲脉下行支并行,督脉属肾络脑,总督一身之阳,神阙穴属任脉要穴。取肾俞、八髎、关元、神阙穴,用杜仲、旱莲草、砂仁、白术以益肾健脾行气,补先后天以安胎。

4. 穴位注射

穴位注射法是将药水注入穴位以防治疾病的一种治疗方法。它可将针刺刺激和药物的性能及对穴位的渗透作用相结合,发挥其综合效应,故对某些疾病有特殊的疗效。取双侧足三里,用维生素 B_1、B_6、B_{12}穴位注射以治疗妊娠剧吐。

孕期禁用的中药有哪些?

妊娠期间的用药安全一直是临床关注的重点,我国最早在《神农本草经》中记载了牛膝、水银等药物可导致堕胎,在南北朝时期梁代《本草经集注》、唐代《千金翼方》、明代《本草纲目》等古医籍中均有妊娠禁忌中药的记载。经过历代医家的实践与总结,中医药在孕期的应用具有独特的优势,同时,每种中药都有一定的偏性和适应范围,有的还具有一定的毒副作用,归为妊娠禁忌的中药也越来越多。有调查显示,孕妇的整个妊娠期,中成药和中药占妊娠期使用药物的首位。很多人认为中药无不良反应,孕妇使用安全,但是中药跟西药一样有不良反应,有的药物甚至会引起胎儿畸形、流产和死胎。因为孕妇的生理性变化,对药物的吸收、分布、代谢和排泄都会有所影响,所以,在中药的应用过程中更要注意用药禁忌,避免不良反应和毒副作用的发生。

中药的毒副作用是指患者服用药物的过程中,在正确的剂量及服用方法下,出现对患者有害的反应。一般情况下,对妊娠用药禁忌的描述主要有孕妇禁用、妊娠禁用、妊娠慎用及妊娠期出血者不宜使用等。因中药的有效部位、成分以及靶点十分复杂,所以孕期如服用中药,至少要对中药的"配伍禁忌"即"十八反""十九畏"和"服药禁忌"有一定了解,做到心中有数。《大众卫生报》中曾记录了以下七类孕妇禁用中药,供大家参考。①辛散大热药:生麻黄、细辛、肉桂、干姜、胡椒等。②破血逐瘀药:桃仁、红花、益母草、三棱、莪术、水蛭、虻虫、穿山甲、乳香、没药、土鳖虫等。③滑利攻下药:大黄、芒硝、巴豆、滑石、木通、牵牛子、冬葵子、芫花、商陆、大戟、甘遂、牛膝、皂角等。④芳香走窜药:丁香、降香、麝香等。⑤催吐药物:常山、藜芦等。⑥有毒药物:马钱子、附子、草乌、川乌、南星、半夏、蜈蚣、雄黄等。⑦其他:鸦胆子、九里香、漏芦等。

综上所述,孕期是否需要服用中药及如何使用中药还需在临床医师的指导下进行。

高血压患者怀孕了还能吃降压药吗?

妊娠合并慢性高血压的围产儿死亡率升高 3 倍,胎盘早剥的风险升高 2 倍;同时胎儿生长受限、妊娠 35 周前早产的发生率均明显升高。慢性高血压最大风险是并发子痫前期的概率升高,25% 慢性高血压合并妊娠时可能会并发子痫前期;若存在肾功能不全,病程超过 4 年,或既往妊娠时曾经出现过高血压,子痫前期的发生率更高;若并发子痫前期,发生胎盘早剥的比率明显升高。

在妊娠前出现高血压,并已经给予降压治疗的患者诊断并不困难,怀孕后应该继续降压治疗。目的是预防子痫、心脑血管意外和胎盘早剥等严重母儿并发症的发生。目标血压:没有并发脏器功能损伤者,收缩压应控制在 130～155 毫米汞柱,舒张压应控制在 80～105 毫米汞柱;并发脏器功能损伤者,比如肝肾功能损害、血小板减少等,则收缩压应控制在 130～139 毫米汞柱,舒张压应控制在 80～89 毫米汞柱。降压过程力求下降平稳,不可波动过大。为保证子宫胎盘血流灌注,血压不建议低于 130/80 毫米汞柱。

降压药物选择的原则是：对胎儿无毒副作用，不影响心搏出量、肾血浆流量及子宫胎盘灌注量，不致血压急剧下降或者下降过低。常用口服降压药物降压，若口服药物控制血压不理想，可静脉用药。妊娠期一般不使用利尿剂降压。不推荐使用阿替洛尔和哌唑嗪，硫酸镁不作为降压药使用。妊娠中晚期禁止使用血管紧张素转换酶抑制剂（ACEI）和血管紧张素Ⅱ受体拮抗剂。常用的口服降压药物如下。

（1）拉贝洛尔：降低血压但不影响肾脏及胎盘的血流量，并可以对抗血小板凝集，促进胎儿肺的成熟。拉贝洛尔显效快，不引起血压过低或者反射性心动过速。用法：每次 50～150 毫克口服，3～4 次/日，最大量 2 400 毫克/天。不良反应是头皮刺痛及呕吐。但是如果孕妇有房室传导阻滞、脑出血等情况，拉贝洛尔要慎用，哮喘和充血性心力衰竭的患者是禁忌。

（2）硝苯地平：是钙离子通道阻滞剂，可以解除外周血管的痉挛，使全身血管扩张，血压下降。但是硝苯地平降压作用迅速，一般不主张舌下含化。用法：每次口服 10 毫克，每 6～8 小时 1 次，必要时可以加量，一般 24 小时总量不超过 60 毫克。其副作用是心悸、头痛，使用时需监测血压变化，警惕血压太低而造成的严重并发症。

（3）尼莫地平：也是钙离子通道阻滞剂，其优点在于选择性的扩张脑血管。用法：每次 20～60 毫克口服，2～3 次/日。该药不良反应是头痛、恶心、心悸和颜面潮红。

如妊娠前未发现血压异常，妊娠后才诊断为高血压的女性，因并发症多，严重时危及母儿生命，所以同样建议至医院就诊，根据病情遵医嘱选择门诊随访或者住院治疗。

妊娠期高血压疾病对母儿有什么影响？

妊娠期高血压疾病（PIH）是妊娠与血压升高并存的一组疾病，发生率 5%～12%。该组疾病包括妊娠期高血压、子痫前期、子痫，以及慢性高血压并发子痫前期和妊娠合并慢性高血压，严重影响母婴健康，是孕产妇和围产儿病死率升高的主要原因。

妊娠期高血压疾病基本的病理生理改变是全身小血管的痉挛，由于小血管的痉挛，导致各脏器各系统血流量减少，缺血引起功能异常，对母儿造成危害,甚至导致母儿死亡。可能出现的临床症状主要有以下几个方面。

(1)脑:有发生脑水肿、脑血栓、脑出血甚至脑疝可能。可出现头痛、视力下降、失明、昏迷等临床表现。

(2)肾:肾脏功能受损会出现蛋白尿、少尿及肾衰竭。血尿酸和肌酐水平会升高。

(3)肝脏:肝脏损害常表现为血清转氨酶水平升高。肝脏的特征性损伤是门静脉周围出血,严重时门静脉周围坏死和肝包膜下血肿形成,甚至发生肝破裂危及母儿生命。

(4)心血管:会出现血压升高,有发生心肌缺血、心力衰竭、肺水肿等可能。

(5)子宫胎盘血流灌注:胎盘血流量减少,灌注下降,胎盘功能减退,胎儿生长受限,胎儿宫内窘迫,甚至胎盘早剥、产后出血,严重时母儿死亡。

(6)剖宫产:因为妊娠期高血压疾病的并发症多,危害大,根据病情发展常常需要提前终止妊娠。虽然原则上对于没有产科剖宫产指征的,考虑阴道试产,但是阴道试产由于子宫收缩,患者紧张,会进一步增高血压,导致并发症的发生。所以如果不能短时间内经阴道分娩,病情有可能加重的,建议放宽剖宫产的指征。

(7)医源性早产:因疾病需要提前终止妊娠,导致医源性早产发生。早产儿胎肺不成熟,机体抵抗力差,有发生呼吸窘迫综合征、感染甚至死亡的可能。

妊娠期糖尿病是糖尿病吗?

妊娠期糖尿病(GDM)是妊娠期才发生的糖尿病,大多于产后能恢复正常,但会增加将来患 2 型糖尿病的风险。哪些人群容易发生妊娠期糖尿病?妊娠期糖尿病需要吃降糖药吗? 以下的解答供读者参考。

容易引发妊娠期糖尿病的因素如下。①孕妇因素:年龄≥35 岁、妊娠前超重或肥胖、糖耐量异常史、多囊卵巢综合征。②家族史:糖尿病家族史。③妊娠分娩史:不明原因的死胎、死产、流产史、巨大胎儿分娩史、胎儿畸形和羊水过多史、妊娠期糖尿病史。④本次妊娠因素:妊娠期发现胎儿大于孕周、羊水过多;反复外阴阴道假丝酵母菌病者。

妊娠期糖尿病的诊断：对于有以上高危因素的孕妇建议妊娠24～28周首先检查空腹血糖，如空腹血糖≥5.1毫摩尔/升，可以直接诊断妊娠期糖尿病。其他孕妇均在妊娠24～28周行75克口服葡萄糖耐量试验，对于孕28周以后才首次就诊的孕妇也应当尽快进行75克口服葡萄糖耐量试验。75克口服葡萄糖耐量试验的诊断标准：空腹及服糖后1小时、2小时的血糖值分别低于5.1毫摩尔/升、10.0毫摩尔/升、8.5毫摩尔/升，如果任何一次血糖值达到或者超过上述标准即可诊断妊娠期糖尿病。

妊娠期糖尿病可能的合并症：羊水过多、易合并妊娠期高血压疾病；胎儿生长受限甚至胎死宫内；巨大儿、肩难产、产程延长、产后出血；新生儿出生后可能发生新生儿低血糖、新生儿呼吸窘迫综合征，严重时危及新生儿的生命。

孕期一旦诊断了妊娠期糖尿病，就应当重视，与围产保健医生及时沟通，控制好血糖就无须过分担心。大多数情况下，主要是通过饮食和运动管理来控制血糖。如果妊娠期血糖控制不满意时，应及时加用胰岛素进一步控制血糖，减少并发症的发生。

妊娠期糖尿病对母儿有何危害？

妊娠前糖代谢正常，妊娠期才出现的糖尿病，称为妊娠期糖尿病（GDM）。大多数妊娠期糖尿病患者的糖代谢异常于产后能恢复正常，但是20%～50%患者将来发展为2型糖尿病。

1. 妊娠对糖尿病的影响

妇女怀孕后，母体糖代谢的主要变化是对葡萄糖的需要量增加，妊娠期胰腺功能亢进，增加胰岛素的分泌，但是胎盘合成的激素都具有拮抗胰岛素的功能，使孕妇体内组织对胰岛素的敏感性下降。所以使没有糖尿病的女性可能发生妊娠期糖尿病，原有糖尿病的患者病情加重。

2. 糖尿病对妊娠的影响

妊娠期糖尿病孕妇血糖升高主要发生在妊娠中、晚期，此时胎儿组织、器官已分化形成，所以GDM孕妇胎儿畸形及自然流产发生率并不增加。但妊娠早期诊断出的GDM，尤其伴空腹血糖升高者，新生儿畸形发生率增加。

妊娠期糖尿病孕期血糖未控制者,孕产妇并发症较高,主要表现在以下几个方面。

(1)巨大儿:新生儿出生体重≥4千克为巨大儿。妊娠期糖尿病患者血糖高,使胎儿长期处于高血糖状态,分娩巨大儿发生率明显升高,达25%～40%,肩难产机会增多并容易导致难产、产道损伤、剖宫产率增高、产后大出血、新生儿产伤比如臂丛神经损伤和锁骨骨折的发生。

(2)妊娠期高血压疾病:妊娠期糖尿病患者孕期血糖控制不满意时,妊娠期高血压疾病发生率也增加,可达14.3%。一旦合并妊娠期高血压疾病,围生儿预后较差。

(3)感染:患者机体抵抗力下降容易合并感染,常由细菌或者真菌引起,最常见的是泌尿系感染和外阴阴道假丝酵母菌病。血糖控制正常孕妇,感染发生无明显增加。

(4)羊水过多:发病率13%～36%,与胎儿高血糖、高渗性利尿导致胎尿排出增多有关,孕期严格控制血糖,可降低羊水过多发生率。

(5)早产:发生率为9.5%～25%,明显高于非糖尿病孕妇。羊水过多是引起早产原因之一,大部分早产为医源性所致,如并发妊娠期高血压疾病、胎儿窘迫以及其他严重并发症出现,常常需要提前终止妊娠。

(6)新生儿呼吸窘迫综合征:孕妇高血糖,胎儿长期处于高血糖状态,刺激胎儿胰岛素分泌增加,形成胎儿高胰岛素血症。高胰岛素血症具有拮抗糖皮质激素促进肺泡Ⅱ型细胞表面活性物质合成及诱导释放的作用,使胎儿肺表面活性物质产生及分泌减少,导致胎儿肺成熟延迟,故新生儿呼吸窘迫综合征发生增多。

(7)新生儿低血糖:主要见于孕期血糖控制不理想的孕妇,由于胎儿伴发高胰岛素血症,新生儿离开母体高血糖环境后,若不及时补充糖,新生儿低血糖发生率高达30%～50%,多发生在出生后12小时内,严重时危及新生儿生命。

3.妊娠期糖尿病的诊断

(1)根据2011年美国糖尿病协会的妊娠期糖尿病诊断指南,对妊娠24～28周的孕妇进行75克葡萄糖耐量检查(OGTT)。检查前连续三天正常饮食,OGTT前禁食8～14小时,检查期间静坐、禁烟。检查时,5分钟内口服含75克葡萄糖水300毫升,分别抽取孕妇喝糖水前、喝糖水后1小时、2小时的静脉血(从开始饮用葡萄糖水计算时间)进行血糖测定。正常空腹血糖、餐后1小时血糖、餐后2小时血糖分别不应超过5.1毫摩尔/升、10.0毫摩尔/升和8.5毫摩尔/升。如果这三项中任何一项升高即可诊断妊娠期糖尿病。

（2）孕妇具有GDM高危因素或者医疗资源缺乏地区,建议妊娠24～28周首先检查空腹血糖(FPG),FPG≥5.1毫摩尔/升,可以直接诊断为GDM,不必行75克OGTT。

GDM的高危因素如下。①孕妇因素:年龄≥35岁、妊娠前超重或肥胖、糖耐量异常史、多囊卵巢综合征。②家族史:糖尿病家族史。③妊娠分娩史:不明原因的死胎、死产、流产史、巨大胎儿分娩史、胎儿畸形和羊水过多史、GDM史。④本次妊娠因素:妊娠期发现胎儿大于孕周、羊水过多;反复外阴阴道假丝酵母菌病者。

妊娠期糖尿病都要打胰岛素吗？

妊娠期糖尿病(GDM)是妊娠期特有的疾病。随着GDM诊断标准的变更,GDM发病率明显上升,达15%以上。诊断妊娠期糖尿病主要是为了引起孕妇的重视,了解妊娠期糖尿病对母儿的危害,积极控制血糖。其实大多数GDM患者在产后糖代谢异常都能恢复正常,但20%～50%将来发展为糖尿病。

妊娠期糖尿病治疗的目的是使糖尿病孕妇的血糖控制在正常范围,保证孕妇和胎儿的合理营养摄入,减少母儿并发症的发生,降低围产儿死亡率。多数GDM患者经合理饮食控制和适当运动治疗,均能控制血糖在满意范围。妊娠期血糖控制目标:GDM患者妊娠期血糖应控制在餐前及餐后2小时血糖值分别≤5.3毫摩尔/升和6.7毫摩尔/升;夜间血糖不得低于3.3毫摩尔/升;妊娠期糖化血红蛋白(HbA1c)宜<5.5%,孕前糖尿病(PGDM)患者妊娠早期血糖控制不要过于严格,以防低血糖发生;妊娠期餐前、夜间血糖及空腹血糖(FPG)宜控制在3.3～5.6毫摩尔/升,餐后峰值血糖5.6～7.1毫摩尔/升,HbA1c<6.0%。

妊娠期糖尿病的治疗主要有饮食治疗、运动治疗和药物治疗。75%～80%的GDM患者仅仅需要控制饮食量和种类就能维持血糖在正常范围。

建议诊断 GDM 的患者咨询专科医生制定合理的食谱。热量分配:碳水化合物占 50% ~ 60%,蛋白质占 15% ~ 20%,脂肪 25% ~ 30%;建议少量多餐,早餐摄入 10% ~ 15% 的热量,午餐和晚餐各占 30%,每次加餐(3 次)可各占 5% ~ 10%。

运动疗法可以降低妊娠期胰岛素抵抗,每餐 30 分钟后进行 1 次低至中等强度的有氧运动对母儿无不良影响,可自 10 分钟开始,逐渐延长至 30 分钟。建议每周 3 ~ 4 次,进食 30 分钟后再运动,每次运动时间控制在 30 ~ 40 分钟,运动后休息 30 分钟。运动时应随身携带饼干或者糖果,有低血糖征兆时及时食用。避免清晨空腹未注射胰岛素之前进行运动。

无论 GDM 或者 PGDM,经过饮食和运动管理,妊娠期血糖达不到目标血糖标准时,应及时加用胰岛素。糖尿病孕妇经过一般饮食调整 3 ~ 5 天后,在孕妇不感到饥饿的情况下,测定孕妇 24 小时的血糖及相应的尿酮体。如果血糖控制不佳,比如空腹或者餐前血糖≥5.3 毫摩尔/升,或者餐后 2 小时血糖≥6.7 毫摩尔/升应及时加用胰岛素治疗。如果调整饮食后感到明显饥饿,但是增加热量摄入后血糖又超过妊娠期标准的患者,首先推荐应用胰岛素控制血糖。

胰岛素用量个体差异较大,尚没有统一的标准。首次使用胰岛素需住院进行,严密监测血糖情况,一般从小剂量开始,并根据病情、孕期进展及血糖值加以调整,力求控制血糖在正常水平。目前应用最普遍的一种方法是长效胰岛素和超短效或短效胰岛素联合使用,即三餐前注射超短效或短效胰岛素,睡前注射长效胰岛素。从小剂量开始,逐渐调整至理想血糖标准。

妊娠期糖尿病患者孕期不能任性,要管住嘴,迈开腿,密切监测血糖情况。

羊水过少对胎儿有何影响?

充满在羊膜腔内的液体称为羊水。妊娠早期羊水主要来自母体血清经胎膜进入羊膜腔的透析液,妊娠中期以后,羊水主要来自胎儿的尿液。胎儿吞咽是羊水吸收的主要方式。羊水在羊膜腔内不断进行液体交换,保持羊水量相对恒定。

妊娠晚期羊水量少于 300 毫升者,称为羊水过少。羊水过少的发生率为

0.4%～4%。羊水过少严重影响围产儿预后,羊水量少于 50 毫升,围产儿病死率高达 88%。

羊水过少主要与羊水产生减少或羊水外漏增加有关。还有部分羊水过少原因不明。妊娠中期以后,胎儿尿液是羊水的主要来源。所以羊水减少主要是胎儿尿液产生减少。有两方面的原因,其一是胎儿泌尿系统结构异常,如胎儿肾缺如、输尿管或者尿道梗阻等引起少尿或无尿;其二是胎儿宫内缺氧。当胎儿生长受限、胎儿慢性缺氧时,为了保障胎儿重要脏器如脑和心脏的血液供应,胎儿血液重新分配,肾脏血流量减少,胎儿尿液产生减少,导致羊水过少。或者羊水外漏增加,比如胎膜破裂,羊水外漏的速度超过羊水生成的速度,导致羊水过少。

羊水过少的临床症状多不典型。如果胎膜破裂者,阴道流出清亮或者血性的液体,或者孕妇内裤变湿等。羊水过少常伴有胎儿生长受限,孕妇自我感觉腹部较其他孕妇小,胎盘功能减退,胎儿缺氧时常伴有胎动减少。

超声检查是最重要的辅助检查方法。妊娠晚期羊水最大暗区垂直深度(AFV)≤2 厘米为羊水过少,≤1 厘米为严重羊水过少。羊水指数(AFI)≤5 厘米诊断为羊水过少。超声检查还能及时发现胎儿生长受限,以及胎儿肾缺如、肾发育不全、输尿管或尿道梗阻等畸形。

对母儿的影响:羊水过少时,围产儿病死率明显增高。轻度羊水过少时,围产儿病死率增高 13 倍;重度羊水过少时,围产儿病死率增高 47 倍,死亡原因主要是胎儿缺氧和胎儿结构异常。羊水过少若发生在妊娠早期,胎膜与胎体粘连造成胎儿结构异常,甚至肢体短缺;若发生在妊娠中、晚期,子宫外压力直接作用于胎儿,引起胎儿肌肉骨骼畸形,如斜颈、曲背、手足畸形等;先天性无肾所致的羊水过少预后极差,多数患儿娩出后即死亡。羊水过少往往伴有胎儿生长受限,甚至出现胎死宫内。对母体的影响主要是手术分娩率和引产率均增加。

所以,孕妇在孕期要定期进行围产保健检查,及时了解胎儿及其附属物的情况。

羊水过多对母儿有何影响?

妊娠期间羊水量超过 2 000 毫升,称为羊水过多。发生率为 0.5%～

1%,羊水量在数日内急剧增多,称为急性羊水过多;在数周内缓慢增多,称为慢性羊水过多。由于羊水在子宫内,精确测量羊水的量几乎是不可能的。但是随着超声技术的发展,临床上就通过超声检查来判断羊水是否正常。超声检查是重要的辅助检查方法,不仅能测量羊水量,还可以了解胎儿情况,发现胎儿畸形,如无脑儿、脊柱裂、胎儿水肿及双胎等。

以孕妇的脐部为中心,将孕妇的子宫分为左上、右上、左下和右下四个象限,其中最大羊水池的垂直深度为羊水最大暗区垂直深度,四个象限的羊水暗区垂直深度之和为羊水指数。超声诊断羊水过多的标准如下。①羊水最大暗区垂直深度(AFV):≥8厘米诊断为羊水过多,其中AFV 8~11厘米为轻度羊水过多,12~15厘米为中度羊水过多,>15厘米为重度羊水过多。②羊水指数(AI):≥25厘米诊断为羊水过多,其中AFI 25~35厘米为轻度羊水过多,36~45厘米为中度羊水过多,>45厘米为重度羊水过多。

羊水过多对孕妇有何影响呢? 如果羊水量是在缓慢增加,孕妇可无明显症状。如果羊水量在短期内急剧增加,那么子宫体就会明显增大,产生一系列的压迫症状。随着子宫体的增大,腹腔脏器向上推移,横膈上抬,胸腔体积减小,孕妇可出现呼吸困难;巨大的子宫压迫双侧输尿管,导致肾积水,少尿;压迫下腔静脉,导致下肢及外阴血液回流受阻,而出现水肿;严重时可引起孕妇心力衰竭。羊水过多导致宫腔压力增大,子宫张力过高,容易发生胎膜早破、早产;胎膜早破流出大量羊水,宫腔压力骤减,子宫骤然收缩,胎盘与子宫壁发生错位剥离,而出现胎盘早剥。胎盘早剥是妊娠晚期严重的并发症,疾病发展迅速,若不及时治疗可危及母儿生命。若妊娠期尚顺利,子宫肌纤维过度伸展可导致产后子宫收缩乏力,产后大出血发生率明显增多。

羊水过多对胎儿有无影响呢? 因为羊水过多,胎儿所处的空间增大,那么就增加了胎位异常比如横位、臀位发生的概率。而且在分娩期破膜时羊水流出过快,脐带脱出于宫颈口外,降至阴道内甚至露于外阴部,即发生脐带脱垂。脐带脱垂时脐带受压于胎先露和骨盆之间,将会出现胎儿宫内窘迫,如果脐带血液循环阻断超过7~8分钟,可发生胎死宫内。所以,孕期出现羊水过多,要及时就诊。

第四篇 分娩

经历了漫长而辛苦的备孕、妊娠，准妈妈步入孕晚期，也就进入"分娩"的倒计时阶段。分娩是女性特有的、无法控制和可以提前预测的自然生理过程。由于对分娩过程缺乏足够专业的认知，很多女性存在"分娩恐惧"，这也是女性"恐育"的重要原因之一。随着医疗技术及产前教育的不断普及，准妈妈们大多有了科学的生育观念，孕期及产期的生理不适和心理压力有了很大改善。但临近预产期，准妈妈们还是有很多诸如"我可以顺产吗？分娩疼痛可以减轻吗？生孩子必须会阴切开吗？"等疑问。

本篇普及了需要待产的情况及待产需要准备的物品，并介绍了分娩过程可能遇到的状况，让准妈妈和准爸爸做到心中有数。同时，强调了放松的心态有助于分娩，准爸爸的安抚可以缓解产妇的紧张情绪，愿每一位准妈妈都能够顺利分娩，准爸妈顺利升级为宝爸妈。

出现啥情况，准备去医院生产？

准妈妈们在邻近预产期时即开心又焦虑，开心的是即将和宝宝见面了，焦虑的是不知生产到底会发生在何时？产程能否顺利？宝宝是否健康？那到底出现什么情况时，准妈妈们需要准备去医院待产呢？大多数情况下，有出现以下几种情况就需要去医院准备待产了。

1. 见红

临近分娩时，子宫出现不规律宫缩，由于宫缩使宫颈内口附近的胎膜与该处的子宫壁分离，毛细血管破裂而少量出血，与宫颈管内的黏液相混合呈淡血性黏液一起排出，就是人们常说的见红。见红是分娩即将开始比较可靠的征象，一般发生在分娩发动前24~48小时之内。但也有个体差异，有些孕妇在分娩前1周或者更早就出现见红。

2. 阴道不自主流液

其实就是破水，即胎膜破裂。胎膜早破有发生感染、脐带脱垂、胎儿窘迫等风险，尤其是臀位和横位时。所以，出现胎膜破裂，尽快赶往医院住院。如果是臀位，需立即平躺，采取臀高头低位，拨打 120 住院待产。

3. 规律宫缩

规律宫缩是临产的最重要的标志。这种规律一般指宫缩持续 30 秒或以上，间歇 5 ~ 6 分钟。若出现了这种规律的腹部紧缩感或者规律的阵痛，或者有些孕产妇在宫缩时无明显腹痛，仅有规律的腰酸不适感，此时都建议到医院检查。尤其是经产妇应尽快到医院就诊。

在去医院前要记得带上这些准备好的物品哦！①夫妻双方的身份证，产前检查病历，医疗保险。②产妇需携带上自己生产后的衣服与生活用品，如睡衣、拖鞋、袜子、内裤、哺乳胸罩等衣物；卫生纸、卫生护理垫、卫生巾等生理用品；碗、水杯等餐具；牙刷、毛巾等洗漱物品。③宝宝物品：婴儿湿巾，婴儿衣服，婴儿包被，婴儿尿不湿、小毛巾，小脸盆。④补充食物：在宫缩阵痛间歇，准妈妈除了要正常进食一些易消化的食物外，还要补充如牛奶、巧克力、高能量饮料等，以保持充沛的体力和精力。可携带巧克力、红糖等。

产妇和婴儿所需物品都需放置在家里明显易见的地方，一旦临产不至于手足无措。

如何减轻分娩疼痛？

准妈妈如果对分娩过程缺乏了解，只是道听途说，便会认为分娩痛苦不堪，因而对分娩产生异常的恐惧，还有些准妈妈平时就对疼痛非常敏感，加上听信了一些经产妇夸大疼痛的形容，便想象着分娩时如何如何疼痛，带着这样的心理压力肯定会加剧分娩时的疼痛。

分娩疼痛引起的应激反应和其他产妇疼痛呻吟声的不良刺激，均会导致产妇交感神经兴奋，儿茶酚胺类物质释放增加，使宫缩抑制和子宫血管收缩，导致产程延长、酸碱平衡失调和胎儿窘迫等母儿不良后果。我国剖宫产率居高不下的原因与孕产妇对分娩疼痛的恐惧、缺乏正确的分娩知识而造成对分娩方式的错误选择有关。因此，应当为产妇创造一个安全无痛的分娩环境。

1. 做好心理准备

其实,分娩是一个生理过程。客观地说,分娩是有痛觉的,但是这种疼痛是可以忍受的。准妈妈们应该在心理上有所准备,当精神轻松、坦然面对和信心百倍时,加上运用一些有效减痛的方法,完全可以轻松度过分娩过程。

2. 分散注意力

当阵痛越来越频繁的时候,准妈妈不妨想象一下宝宝出生时的美好场景,或者看看报纸、电视,走一走,聊聊天,尽量不要去想"疼"这个字。

3. 准爸爸的鼓励

当妻子宫缩开始时,准爸爸要提醒妻子做均匀的腹式呼吸,并随时随地说一些鼓励和安慰的话语,不要让妻子感到孤立无援。

4. 镇痛分娩

镇痛分娩是临床产科医学中的学术词汇,通常称为"无痛分娩"。一般来讲,"无痛"只是一种理想化的状态,在分娩中实现的困难较大,人们往往是通过各种方法使分娩时的疼痛减轻。包括非药物镇痛、全身阿片类药物镇痛和椎管内麻醉镇痛。

(1)非药物镇痛包括调整呼吸、全身按摩、家属陪伴、导乐,可单独或者联合药物镇痛法。比如双乐(导乐+音乐),导乐镇痛配合音乐疗法缓解疼痛。音乐可以缓解产妇在分娩时的紧张情绪,并可以减轻宫缩时的阵痛。通过对准妈妈分娩情况的记录发现,听音乐的产妇情绪紧张及疼痛都有明显的减轻。助产士一对一导乐陪产方式,可以使产妇心理上得到持续的安慰和感情上的支持,从而使产程缩短、产后出血量减少、对疼痛的耐受能力增强和新生儿窒息的发生率下降。

(2)全身阿片类药物镇痛的镇痛效果有限,而且可能抑制产妇及新生儿的呼吸,故少用。

(3)目前使用小剂量麻醉性镇痛药和低浓度局麻药联合椎管内麻醉镇痛(腰麻或硬膜外镇痛)是首选,该方法对胎儿影响小,可以长时间保持镇痛效果。椎管内麻醉镇痛时进入胎儿体内的药物极其微量,能被胎儿吸收的成分非常少。而且,也会减少因为产妇剧痛对胎儿及产程的影响。当然也不是所有产妇都适合麻醉镇痛,必须经过妇产科医生和麻醉医生的认真检查评估后方可进行。

我可以顺产吗?

临近预产期,准妈妈们都很焦虑:"我能顺产吗? 会不会试产失败,中转剖宫产啊?"

其实决定分娩是否顺利主要有四个因素:产力、产道、胎儿情况和产妇的精神心理因素。其中任何一个或者一个以上的因素异常或者上述四个因素之间不能相互适应,都会使阴道分娩受到阻力,若阻力不能及时解除,则应选择剖宫产终止妊娠。

剖宫产的适应证大致可归纳为以下几类。

1. 有无妊娠合并症和并发症

若孕妇存在妊娠合并症和并发症,应根据具体病情,选择适当的分娩方式。

(1)妊娠期高血压疾病:是妊娠与血压升高并存的一组疾病,严重影响着母婴健康,是孕产妇和围产儿病死率升高的主要原因。如果产妇不能在短时间内经阴道分娩,病情有可能加重时,可放宽剖宫产指征。

(2)妊娠期肝内胆汁淤积症(ICP):是妊娠中、晚期特有的并发症,临床表现主要为皮肤瘙痒和黄疸、抽血检查血清总胆汁酸升高。虽然ICP对孕妇是一种良性疾病,但是对围产儿可能造成严重的不良影响,使围产儿发病率和病死率升高。重度ICP,既往有ICP病史并存在与之相关的死胎死产及新生儿窒息或死亡病史;高度怀疑胎儿窘迫或存在其他阴道分娩禁忌证者,应行剖宫产终止妊娠。经阴道分娩会加重胎儿缺氧,甚至死亡。

(3)妊娠期急性脂肪肝(AFLP):是妊娠期最常见的导致急性肝功能衰竭的疾病,多发生于年轻孕妇、孕晚期,以明显的消化道症状、肝功能异常和凝血功能障碍为主要特征。该病起病急、病情重、进展快,严重危及母体及围产儿的生命。确诊后立即终止妊娠是改善母儿预后的关键,不但母婴存活率可显著提高,而且可以减轻肝脏负担。如果估计在短时间内无法经阴道分娩,应在改善凝血功能后尽快剖宫产终止妊娠,母婴存活率可显著提高。

（4）早产:是指妊娠达到28周但不足37周分娩者。早产儿各器官发育还不够健全,出生孕周越小,体重越轻,预后越差。应当根据当地早产儿救治条件,权衡剖宫产的利弊,因地制宜选择分娩方式。

（5）过期妊娠:平时月经周期规律,当妊娠达到或者超过42周还没有分娩者,为过期妊娠。过期妊娠时,胎盘功能减退,胎儿储备功能下降,需要适当放宽剖宫产指征。

（6）前置胎盘:是妊娠晚期出血最常见的原因,也是妊娠期严重并发症之一。妊娠28周以后,胎盘位置低于胎先露部,附着在子宫下段、下缘达到或者覆盖了宫颈内口称为前置胎盘。按照胎盘下缘与宫颈内口的关系,将前置胎盘分为4类:完全性前置胎盘、部分性前置胎盘、边缘性前置胎盘和低置胎盘。经阴道分娩时,宫颈口扩张,附着于子宫下段及宫颈内口的胎盘部分与其附着处发生错位分离,血窦破裂出血。当完全性前置胎盘、持续大量阴道流血;部分性或者边缘性前置胎盘出血较多,先露高浮,短时间内不能结束分娩或者出现了胎心异常,均需剖宫产终止妊娠。

（7）胎盘早剥:是指妊娠20周后正常位置的胎盘在胎儿娩出前,部分或全部从子宫壁剥离,发病率约为1%。属于妊娠晚期严重的并发症,疾病发展迅猛,若处理不及时可危及母儿生命。剖宫产指征:①Ⅰ级胎盘早剥,出现胎儿窘迫征象者;②Ⅱ级胎盘早剥,不能在短时间内结束分娩者;③Ⅰ级胎盘早剥,产妇病情恶化,胎儿已死,不能立即分娩者;④破膜后产程无进展者;⑤产妇病情急剧加重危及生命时,不论胎儿是否存活,均应立即行剖宫产。

（8）羊水过少:羊水过少时,若合并胎盘功能不良、胎儿窘迫,或破膜时羊水少且胎粪严重污染,估计短时间不能结束分娩者,应采用剖宫产术终止妊娠,以降低围产期死亡率。

（9）脐带异常:脐带若发生先露或者脱垂、缠绕、长度异常或者打结等,可对胎儿造成危害。常发生在臀位、横位或者羊水过多等,胎膜没有破裂的时候如果脐带位于胎先露部前方或者一侧,称为脐带先露或隐性脐带脱垂。胎膜破裂时脐带脱出于宫颈口外,降到阴道内甚至露于外阴部,称为脐带脱垂。脐带受压将会引起胎儿缺氧,甚至胎心完全消失。如果脐带血液循环阻断超过了7~8分钟,就可出现胎死宫内。当宫颈未开全时,一旦发现脐带脱垂,应严密监测胎心,同时尽快行剖宫产术。

（10）妊娠合并心脏病：心功能Ⅲ～Ⅳ级者，均应择期剖宫产；心脏病妊娠风险分级高但心功能Ⅱ级者，也应考虑择期剖宫产。建议对心脏病产妇放宽剖宫产术指征，减少产妇因长时间宫缩所引起的血流动力学改变，减轻心脏负担。

（11）妊娠合并糖尿病：选择性剖宫产手术指征：糖尿病伴微血管病变及其他产科指征，如怀疑巨大胎儿、胎盘功能不良、胎位异常等产科指征者，妊娠期血糖控制不佳，胎儿偏大（尤其估计胎儿体重≥4 250克者）或者既往有死胎、死产史者，应适当放宽剖宫产手术的指征。

（12）妊娠伴HIV感染：建议在妊娠38周时选择性剖宫产以降低HIV母婴传播。

（13）妊娠合并高度近视：近视≥800度，视网膜剥离手术后，均应剖宫产终止妊娠。

2. 产道

产道包括骨产道（骨盆腔）和软产道（子宫下段、宫颈、阴道及外阴），是胎儿经过阴道娩出的通道。产道异常会使胎儿经阴道娩出受阻。

骨产道异常主要包括骨盆大小、骨盆形态以及骨盆倾斜度异常，这些常常是造成难产的首要因素，是导致头盆不称以及胎位异常最常见的原因，也是剖宫产的主要指征之一。比如骨盆狭窄、维生素D缺乏病（佝偻病）性扁平骨盆、骨软化病骨盆（骨软化症骨盆）、脊柱病变引起的畸形骨盆和髋关节病变性骨盆等。

软产道有瘢痕组织、畸形、宫颈水肿、宫颈坚硬不易扩张，或者盆腔肿瘤阻碍了胎儿先露部下降时均应行剖宫产。比如：阴道横隔、阴道内大的尖锐湿疣、宫颈水肿经处理无明显效果时、宫颈锥切术后导致宫颈瘢痕，影响宫口的扩张、宫颈肌瘤或者宫颈癌、瘢痕子宫发生了先兆子宫破裂等，均需要采取剖宫产终止妊娠。

所以在孕晚期或者分娩前医生进行骨盆检查，以排除产道畸形、骨盆狭窄、软产道肿瘤等。但是对有条件的产妇，也应充分试产，严密监测产程进展，出现相对性头盆不称、伴胎儿宫内窘迫征象或者产程停滞时，及时剖宫产终止妊娠。

3. 胎儿因素

导致剖宫产的胎儿因素有胎位异常、胎儿发育异常、胎儿宫内窘迫和多胎妊娠。比如持续性枕后位、持续性枕横位、胎头高直位、前不均倾位、面先露、横位、联体双胎、胎儿窘迫经治疗，胎儿缺氧状态无改善时、三胞胎或以上等，均应以剖宫产终止妊娠。巨大儿、臀位、双胞胎等增加了剖宫产的概率。

4. 产程进展（产力）

子宫收缩贯穿在分娩的全过程。当子宫收缩无力的时候，产程进展缓慢，若经过一系列的处理，比如静滴缩宫素、人工破膜等措施，仍无改善，甚至出现了胎儿宫内窘迫，则需要及时剖宫产终止妊娠。如果子宫收缩力过强，经药物应用仍不能抑制，而且出现了先兆子宫破裂的征象或者胎儿宫内窘迫时，需尽快行剖宫产术。

所以，建议孕妇孕期定期围产保健，及时发现并治疗妊娠合并症和并发症，尽量降低剖宫产率。

有催生的中药吗？

孕妇临产对疼痛忍耐度的不足以及产程过长导致的耐受度下降，容易出现胎儿窘迫的现象，严重的话会增加新生儿死亡的风险。随着现代医疗水平的迅速发展，产妇的分娩痛苦及产后致死率都有了很好的改善。

临床上常使用催产素、米索前列醇等药物进行催产。宫颈成熟度是评价自然生产生理过程的重要指标，成熟度高可以增强宫颈张力，使产妇宫颈缩短、变软，进而保障产妇分娩成功，提高宫颈成熟度是足月妊娠催产成功的关键，可以提高催产的成功率及安全性。

我国传统医学中有很多记载催生的中药方剂，如《万病回春》卷六中的经典方剂催生饮和催生散，有理气活血、催生下胎的功效；《青囊秘传》《丹溪心法》《太平圣惠方》等医著中的催生散。现代临床研究显示，气滞血瘀与阻碍宫颈成熟有密切联系，有活血化瘀、通经止痛、补血养阴等功效的方药可以促进宫颈成熟增强产力；熟地黄、川芎、丹参、急性子、姜黄、山甲片、川牛膝、五味子、生大黄等中药在催产方药中发挥了不同作用，可促使顺利分娩。

临床上传统中药对孕妇催生具有一定的疗效，同时可改善患者气血虚弱的症状，促使宫颈成熟、促进分娩进程，减轻产妇的痛苦、缓解紧张情绪。

采用中药对孕妇催生有低毒、高效率的特点,较大程度上减轻药物对患者身体造成的不良作用,显示出较好的临床应用价值。但如何在催产过程中使用中药还需专业医生的评估和判断。

生孩子一定要会阴切开吗?

会阴切开术是20世纪70年代在初产妇中常规使用的一项产科技术,手术方法是在第二产程末(胎儿娩出前)助产士用剪刀在会阴做一个外科切口以扩大阴道出口,目的是让胎儿更容易通过产道,避免严重的会阴阴道撕裂伤。但是,近年来,随着对会阴切开术的深入研究,越来越多的研究表明会阴切开术虽然能够为产科操作提供更多的空间,减少肛门括约肌的张力,但是却增加了Ⅲ度和Ⅳ度会阴阴道裂伤的风险。1996年,美国爱母分娩行动得到世界卫生组织及联合国儿童基金会的支持,倡导会阴切开率≤20%,争取≤5%。故不应对初产妇常规进行会阴切开,不推荐进行无指征的会阴切开术,应当严格把握会阴切开的指征。

当出现下列情况时才考虑会阴切开术:会阴过紧或胎儿过大、估计分娩时会阴撕裂不可避免者,或母儿有病理情况急需结束分娩者,产钳或胎头负压吸引器助产视母胎情况和手术者经验决定是否需要会阴切开。一般在胎头着冠时切开,可以减少出血,或决定手术助产时切开。

会阴切开缝合术最常见的并发症是营养不良、贫血、瘢痕组织缺血等,导致切口愈合不良、水肿及切口裂开。

第五篇 产后

　　胎儿和胎盘娩出后,产妇通常需要5~6周的休养时间才能让机体器官恢复,这段时间被称为产褥期,俗称"坐月子"。我国自古就有产后"坐月子"的习俗,可追溯到西汉《礼记内则》,称之为"月内"。古话有"月子亏了一身病"的说法。可见"坐月子"对产后妈妈的恢复及未来的身心健康都十分重要。

　　随着医学的发展,对"坐月子"的传统也有了更科学的解释和认识。对于医学能解释的优良传统我们要继承和创新,对于医学认为不合理的地方我们要抛弃,对于医学不能解释的传统我们要谨慎对待,争取去芜存菁。女性十月怀胎生下宝宝是非常辛苦的,身体和心理经历了太多的变化,尤其产后身份角色的转换。科学的护理会避免很多产后疾病的发生,可以说,怎么重视产褥期女性的健康都不为过。

　　本篇重点介绍产妇产后便秘、漏尿、乳汁不够、身痛等常见问题,也分析了产妇情绪障碍造成产后抑郁的因素,详细介绍了产后月子餐的原则,希望对新妈妈产后的恢复及相关病症的预防给到专业的意见。

产后便秘如何缓解?

　　产妇活动量少,肠蠕动减弱,饮食单一,加之腹肌及盆底肌松弛,容易发生便秘。产后应多鼓励产妇早日下床活动,月子餐种类多样化,保持营养均衡,多吃水果蔬菜等富含纤维类的食物,以预防便秘。产后便秘指的是,产后大便艰涩,或数日不解,或排便时干燥疼痛难以解出者,中医称为"产后大便难"。早在《金匮要略·妇人产后病脉证并治》即有记载,属新产三病之一。产后饮食合理,也有适当运动,如果还发生便秘,可以参考以下方法缓解。

1. 开塞露

　　开塞露的成分一般是甘油或者山梨醇,再辅以一些其他辅料。其主要原理是利用甘油或山梨醇带来的高渗作用，让更多的水分渗入肠腔，软化大便，刺激肠壁，反射性地引起排便反应。需要特别提醒的是，用开塞露治疗便秘只能治"标"，因此只能作为临时缓解便秘痛苦的"应急措施"，经常使用会产生依赖性。

2. 中成药

麻子仁丸适用于血虚津亏者；补中益气丸适用于肺脾气虚者。虽然是中成药，用药前也要咨询专科医生，以得到专业的意见。

3. 中药

由于产妇分娩时失血或产后汗出过多，营血骤虚，津液亏耗，不能濡润肠道，以致肠燥便难。或者阴虚火盛，内灼津液，津少液亏，肠道失于滋润，传导不利，则大便燥结，或者分娩时失血耗气，肺脾亏虚，脾气虚则升举无力，肺气虚则肃降失司，大肠失于传导，导致大便困难。治疗产后大便难应针对产后体虚津亏的特点，以养血润肠为主，不宜妄用苦寒通下，徒伤中气。同时按症之属阴虚兼内热或兼肺脾气虚，分别佐以泻火或补气之品。

由于产后失血伤津，液少津亏，则肠道失于濡润，以致产后大便干燥，数日不解，或解时艰涩难下。证非外感里实，故饮食如常，腹无胀痛。血虚不荣于外，则面色萎黄，皮肤不润。舌淡，脉虚涩，为血少津亏之征。治法以养血润燥为主。方药选择四物汤加肉苁蓉、柏子仁、生首乌、火麻仁。方中四物汤养血润燥，加肉苁蓉、柏子仁、火麻仁、生首乌以滋补阴精，滑肠通便。全方为养血润燥通便之剂。

如果兼有内热者，则证见口干，胸满腹胀，舌红，苔薄黄，脉细数，宜养血润燥，佐以泻热。方用麻仁丸（《证治准绳》）加麦冬、元参、生地黄，或者玉烛散（《医宗金鉴》）。

若兼气虚者，则证见气喘自汗，头晕目眩，精神疲倦，脉大而虚，宜补气养血，佐以润肠。方用圣愈汤加杏仁、郁李仁，或者润燥汤（《万氏妇人科》）。

综上所述，产妇在产后及早下床活动，多食蔬菜水果，禁食辛辣；养成定时排便的习惯，尽量预防便秘的发生。如果发生便秘，尽量采用食疗或对症中药，必要时使用开塞露通便应急。

乳汁不够怎么办?

母乳是婴儿最理想的食物。当乳汁不足的母亲看着嗷嗷待哺的婴儿时,是多么的难过和自责。对于产后乳汁分泌不足,西医尚无疗效明确的药物来治疗。我国传统医学对产后乳汁不足治疗有着悠久的历史,临床疗效确切,有独特的优势。

产后乳汁很少,甚至是没有,不够喂养婴儿,称为"缺乳",也称为"乳汁不足"或"乳汁不行"。《诸病源候论》有"产后乳无汁候",《经效产宝》有"产后乳无汁"方论。

乳汁来源于脏腑气血。《胎产心法》中说:"产妇冲任血旺,脾胃气壮则乳足。"妇女以血为用。薛立斋云:"血者,水谷之精气也,和调五脏,洒陈六腑,在男子则化为精,在妇人上为乳汁,下为月水。"所以乳汁为血所化,赖气运行。气血来源于水谷精微,若脾胃素弱,生化之源不足,又因分娩失血过多,以致气血亏虚,不能化为乳汁,因而乳汁甚少或者全无。《景岳全书·妇人规》云:"妇人乳汁,乃冲任气血所化,故下则为经,上则为乳。若产后乳迟乳少者,由气血之不足。而犹或无乳者,其为冲任之虚弱无疑也。"此型缺乳与脾胃气血是否健旺有直接的关系,属虚症。因气虚血少,乳汁化源不足,无乳可下,故乳房无胀感。气虚血少,不能上荣,则面色少华。阳气不振,脾失健运,则神疲食少。舌淡,少苔,脉虚细。治法以补气养血,佐以通乳为主。方药选择通乳丹(《傅青主女科》)。方中人参、黄芪补气,当归、麦冬养血滋液,桔梗、通草利气宣络,猪蹄补血滋养。全方有补气养血、疏通经络之效。使气血充足,乳汁自生。中成药可以选择补血生乳颗粒,每次4克,每日2次,温开水冲服。

还有一些产妇产后乳汁分泌少,甚或全无,胸胁胀闷,情志抑郁不乐,或有微热,食欲减退。舌质正常,苔薄黄,脉弦细或数。此因肝郁气滞,乳汁运行受阻所致。肝主疏泄,性喜条达,产后情志抑郁,肝失条达,气机不畅,以致经脉涩滞,阻碍乳汁运行,所以乳汁减少,乳房胀满而痛。肝脉布胁肋,气滞不宣,则胸胁胀闷。肝气犯胃,则食少。苔薄黄,脉弦细或数,乃肝郁气滞,郁而化热之象。《儒门事亲》云:"或因啼哭悲怒郁结,气溢闭塞,以致乳脉不行。"治法应当以疏肝解郁,通络下乳为主。方药选择下乳涌泉散(《清太医院配方》），该方有补血养血，疏肝解郁，通络行乳之效，可经临床医师辨证加减应用。

除了内服中药之外，还有针灸疗法、饮食疗法和外治法。针灸以膻中、乳根为主穴，少泽、天宗、合谷为配穴。饮食疗法适用于气血虚弱产妇：①猪蹄2只，通草24克，同炖，去通草，食猪蹄饮汤。②生黄芪30克，当归9克，炖猪蹄。③鸡血藤、红枣、桑寄生煎水代茶饮。外治法：局部用热水或者用葱汤熏洗乳房，或用橘皮煎水热湿敷乳房，都可以起到宣通气血的作用。

产后如何回奶？

有些产妇因疾病无法哺乳，或者断奶时需要回乳，以下给出常用的几种回乳方法。

（1）大剂量维生素 B_6 口服，每次10片（100毫克），每日3次，连服3天。

（2）炒麦芽60~120克，水煎代茶饮。

（3）免怀散（《济阴纲目》）：红花、赤芍、当归尾、川牛膝水煎服，连服3~7剂。

（4）芒硝120克，装于布袋，排空乳汁后，敷于乳部，并扎紧，待湿后更换之。

（5）针刺足临泣、光明、悬钟等穴位，两侧交替，每日1次，7日为1疗程。

（6）如乳汁不多的妇女，逐渐减少哺乳次数，乳汁亦会渐渐减少，最终停止分泌。

产后身痛的中医治疗

"坐月子"在我国很讲究，民间称月子做不好会得月子病。产后"坐月子"期间，有些新妈妈会在此期间出现肢体酸痛，比如脚后跟痛、肩膀痛、手腕痛、麻木等，但局部没有红、肿、灼热，中医称为"产后身痛"，或称"产后关节痛"，也称"产后痛风"。

产后身痛的实验室检查并无明显异常，西医常常对症治疗，比如用止痛药或者激素,但往往无效或者暂时显效后停药就复发疼痛。而中医药治疗历史悠久,疗效显著。中医对产后身痛的发病机理主要归纳为产后血虚,经脉失于濡养。如在《经效产宝》续编中问及:产后遍身疼痛者如何?答曰:产后百节开张,血脉流走,遇气弱则经络、分肉之间血多留滞,累日不散,则骨节不利,筋脉引急,故腰背转侧不得,手足摇动不得,更身热疼痛。也有因肾虚而致胞脉失养导致产后身痛的。根据不同的病因,中医将产后身痛分为血虚型、血瘀型、风寒型和肾虚型,针对不同类型的产后身痛,可以参考以下方法。

1. 血虚

产时失血过多,四肢百骸空虚,筋脉关节失于濡养,以致肢体麻木,甚或疼痛。血虚不能上荣,则头晕。心失所养,则心悸。舌淡红,少苔,脉细无力。治法以养血益气,温经通络为主。方药选择《金匮要略》黄芪桂枝五物汤加秦艽、当归、鸡血藤。方中当归、白芍、鸡血藤养血活血通络,黄芪益气以助血之运行,秦艽祛风,桂枝温经通络,生姜、大枣调和营卫。共奏养血益气,温经通络之效。中成药可以选择黄芪注射液,每次 4 毫升,每日 2 次,肌内注射或者人参再造丸,每次 3 克,每日 2 次,益气补血,舒筋活络。

2. 血瘀

产伤血瘀,或者产后恶露下少,瘀滞冲任,瘀血不去,留滞于经脉关节,气血运行不通而痛,以致产后遍身疼痛,按之痛甚。治法以养血活络、行瘀止痛为主,方药可选择《傅青主女科》生化汤加桂枝、牛膝或者《医林改错》身痛逐瘀汤加益母草、木瓜。还可以选择益母草冲剂,每次 1 ~ 2 包,每日 2 次,温水送服。可以选择中成药安络解痛片,每次 3 ~ 5 片,每日 3 次,温水送服。

3. 风寒

产后体虚,风、寒、湿邪乘虚而入,留滞经络,气血受阻,不通则痛,故疼痛,屈伸不利。风邪偏胜,则痛无定处。寒邪独盛,则疼痛剧烈,宛如锥刺。湿邪偏性重浊留滞,影响气血运行,则肢体肿胀,麻木重着。血得热则行,故喜热熨。舌淡,苔脉细缓。治则以养血祛风,散寒除湿为主。方药可以选择《千金要方》独活寄生汤,方中四物汤养血和血;人参、茯苓、甘草益气扶脾;独活、桑寄生、秦艽、防风花胜湿;牛膝、杜仲补益肝肾,强筋壮骨;细辛搜风散寒,桂心温经止痛,合为扶正祛寒之剂。

4.肾虚

素体肾气亏损,因产伤动脏腑,气血俱虚,胞脉失养。因女子腰肾胞脉所系,去血过多,则胞脉虚,肾气亦虚,腰脊酸痛,腿脚乏力。足跟是足三阴经脉所过之处,故肾虚则足跟痛。治法以补肾,强腰,壮筋骨为主。方药选择《叶氏女科证治》养荣壮肾汤加熟地黄。全方具有补肾养血、强腰壮筋骨的作用。中成药可以选择金鸡虎补丸,每次6克,每日2次,温水送服。

临床实践证明,针灸、推拿等中医治理产后身痛疗效显著。比如针灸治疗,肾虚证取脾俞、膈俞、阴陵泉、足三里等穴;血瘀证取膈俞、血海、气海等穴;外感风寒取风池、曲池、膈俞、阴陵泉等穴。产后身痛,若及时治疗,预后良好。

产后不来月经也需要避孕吗?

哺乳期女性月经复潮时间平均在产后6个月,即使无月经来潮,也有受孕可能。这是因为生理状态是先排卵,排卵后14天才能月经来潮,所以有排卵就有受孕的可能。即使哺乳期无月经来潮,也应该采取避孕措施。避孕措施应当选择不影响乳汁分泌以及婴儿健康的方法。避孕套是哺乳期最佳的避孕方法。也可以选择皮下埋植避孕法(简称:皮埋)和宫内节育器。由于哺乳,不建议使用激素避孕、安全期避孕以及体外排精等方法(具体详见避孕篇)。

产后漏尿怎么办?

生完宝宝之后有些宝妈会遇到这样的尴尬:咳嗽、打喷嚏或者大笑的时候,会不自主的漏尿,这就是产后尿失禁。如果出现产后漏尿,该怎么办?

今天我们就来了解一下产后尿失禁。产后尿失禁常常有难产、产程过长或者手术助产史,属于盆底肌功能性障碍的一种。在怀孕和分娩过程当中造成盆底肌功能性障碍的重要原因如下。①怀孕期间,女性腹部不断膨隆,尤其是在妊娠后3个月,随着胎儿的增大,子宫重量的增加,直接压迫盆底,造成盆底肌肉受压,从而导致肌张力减退和肌纤维的变形。②分娩时胎头通过产道,使盆底韧带及肌肉过度伸张,盆底组织松弛。③产钳助产、臀位牵引、胎头吸引等直接损伤盆底软组织,均可导致产后尿失禁,甚至子宫脱垂。如果能对产后42天的妇女常规进行盆底肌肉训练,可以从很大程度减少盆腔器官脱垂以及尿失禁等盆底功能障碍性疾病的发生。同时,唤醒盆底的神经及肌肉,使阴道更好地回复到紧缩状态,从而提高性生活的质量。

出现产后尿失禁,如果情况不是特别的严重,建议产妇在家进行一些关于盆底肌的锻炼,比如 Kegel 锻炼。产妇可以平躺,或者是采用一种比较舒服的姿势,穿的衣服不要过紧,吸气时行收缩肛门的运动,用力收缩盆底肌肉3秒以上后放松,每次10~15分钟,每日2~3次。并且要加强营养,注意休息,保持大便通畅,避免增加腹压的活动和重体力劳动,避免长时间下蹲动作。建议平时不要憋尿。对于产后漏尿特别严重的女性,建议到专业的机构进行盆底评估,针对性地进行调理矫正,除了进行盆底肌肉锻炼之外,还可行盆底肌肉电刺激、盆底生物反馈治疗等。这样才能有效地解决问题!

从中医讲,产妇素体虚弱,加上产时伤血耗气,气虚更加严重:或者产程过长劳力耗气,最终导致气虚不能制约水道,膀胱失约而出现小便频数或者尿失禁,为肺脾气虚证;还有些产妇素体禀赋不足,肾气虚弱,生产时损伤元气,肾气更虚,开阖不利,膀胱失约,而出现小便频数或者尿失禁,为肾气亏虚证。治疗以补气固摄为主。肺脾气虚者益气固摄;肾气亏虚者温阳化气,补肾固脬。前者方药可以选择黄芪当归散(《医宗金鉴》)加山茱萸、益智仁,后者方药可以选择肾气丸(《金匮要略》)加益智仁、桑螵蛸。除了服用中药之外,还可以点按背俞(拇指指端依次点按肺俞、脾俞、肾俞、三焦俞、膀胱俞穴,每穴1分钟)和捏脊(用拇、示、中指三指指腹相对用力提捏脊柱两侧皮肤,自骶尾部提捏至大椎穴,操作5~7遍)。

产后漏尿经过治疗多可痊愈。产妇应当重视产后42天复查,这是最佳检查盆底功能的时间。早检查,早发现,早康复,一生幸福,从此以后远离漏尿,远离尴尬!

产后抑郁有哪些表现？

近年来，越来越多的人开始重视产后抑郁，因为严重的产后抑郁患者会出现自杀或者杀婴倾向。

产褥期抑郁症是产褥期精神障碍的一种常见类型，主要表现为产褥期持续和严重的情绪低落以及一系列症状，比如动力减低、失眠、悲观等，甚至影响对新生儿的照料能力。其发病率国外报道约为 30%，国内报道为 3.8% ~16.7%。也就是说可能每 8 个新母亲中将有 1 个患产后抑郁症。通常在产后 2 周内出现症状，产后 4~6 周症状明显。

产后抑郁症的病因不明，目前认为主要是由于妊娠、分娩过程中及分娩后体内神经内分泌的改变，以及心理、社会等方面的因素所致。

1. 内分泌因素

在妊娠、分娩过程中，体内内分泌环境发生了很大变化。尤其在产后 24 小时内，体内激素水平的急剧变化是产后抑郁症发生的生物学基础。在易感妇女，激素剧烈变化过程会对其神经递质和体内环境的稳定性产生影响，进而诱发产褥期抑郁症。

2. 遗传因素

有精神病家族史，特别是有家族抑郁症病史的产妇产后抑郁症发病率高，表明家族遗传可能影响产妇对抑郁症的易感性。

3. 社会心理因素

夫妻感情不和，社会经济地位低下，缺乏家庭和社会的支持与帮助，尤其是缺乏来自丈夫和长辈的帮助，或是产后抑郁症发生的危险因素。此外，个人不良的成长经历（孩童时期父母早亡、父母分居，童年时代不幸福，处于逆境等），人格特征（以自我为中心、心理不成熟、缺乏自信、敏感脆弱、神经质型等），有精神病病史（个体焦虑、抑郁史等）也是产后抑郁症的易患因素。

4. 产科因素

有不良生育史，使用辅助生育技术，意外妊娠，妊娠合并症，难产、滞产对精神造成的刺激和消耗,新生儿畸形,家族成员对新生儿的性别歧视,剖宫产、经阴道助产这些都是产后抑郁症的危险因素。

患产后抑郁症的患者临床表现如下。①情绪改变:心情压抑、沮丧、情绪淡漠,甚至焦虑、恐惧、易怒,夜间加重;有时表现为孤独、不愿见人或伤心、流泪。②自我评价降低:自暴自弃、负罪感,对身边的人充满敌意,与家人、丈夫关系不协调。③创造性思维受损,主动性降低。④对生活缺乏信心,觉得生活无意义,出现厌食、睡眠障碍、易疲倦、性欲减退。严重者甚至绝望、有自杀或杀婴倾向,有时陷于错乱或昏睡。

许多产妇有不同程度的抑郁表现,但大多数都能通过心理疏导而缓解。产后抑郁症预后良好,约70%患者于1年内治愈,极少数患者持续1年以上。再次妊娠复发率约20%。

心理治疗是重要的治疗手段,包括心理支持、咨询与社会干预等。通过心理咨询,解除致病的心理因素(如婚姻关系紧张、孩子性别不理想、既往有精神障碍史等),争取家人尤其丈夫对产妇的关心、支持和照顾。为产褥期产妇提供更多的情感支持及社会支持,指导产妇对情绪和生活进行自我调节,尽量调整好家庭关系,指导其养成良好的睡眠习惯。

本病在中医古籍中并无专论,仅散见于历代医籍"产后惊悸恍惚""产后不语""产后发狂"等论述中。产后多虚多瘀,气血变化急骤。如果产后精神不振、悲伤欲哭、神疲乏力、舌淡苔薄白、脉细弱,多属虚;产后精神郁闷、喜怒无常、舌暗有瘀斑、脉弦或者涩者,多属实。治疗以调和气血、安神定志为主。虚者补益心脾,养血安神,方药选择甘麦大枣汤(《金匮要略》)合归脾汤(《正体类要》),中成药柏子养心丸口服;实者镇惊开窍,比如瘀阻气逆者,当活血化瘀、镇逆安神,方药选择癫狂梦醒汤(《医林改错》)加酸枣仁;若伴善太息,胸胁乳房胀痛,舌淡红苔薄白,脉弦,为肝郁气滞,治法以疏肝解郁,镇静安神为主,方药选择逍遥丸(《太平惠民和剂局方》)加夜交藤、合欢皮、磁石、柏子仁,中成药口服血府逐瘀胶囊。

让我们一起关爱这些新妈妈,远离产后抑郁症。

剖宫产前后注意事项

(1)自测胎动,严密监测胎心情况,完善术前检查。

（2）择期剖宫产术前禁食水 8 小时，术前备皮，备血，插导尿管。

（3）术后观察体温，若超过 37.5 摄氏度，及时通知医生。

（4）术后去枕平卧 6 小时，之后鼓励产妇床上多翻身活动，尽早下床活动。

（5）剖宫产术后一般禁食水 6 小时，之后流质饮食，但忌用牛奶、豆浆、含大量蔗糖等胀气食物。待排气后正常饮食。对于采用全身麻醉或手术情况较为复杂的剖宫产术后妇女，其饮食需遵医嘱。

（6）保留尿管 24 小时后拔除，拔除之后要尽早自行排尿。

（7）产后半小时即鼓励哺乳。

（8）产后严密观察阴道流血量和子宫收缩情况，如果阴道出血超过平素月经量，及时呼叫医生。

（9）注意观察腹部切口愈合情况，待拆除缝线后，或皮内缝合 5 ~ 7 天，观察切口无异常，即可洗澡。

（10）术后建议补充钙剂 600 毫克/天；若缺铁性贫血，建议补充铁剂和维生素 C。

月子餐怎么吃?

产褥期是指从胎盘娩出至产妇全身各器官除乳腺外恢复至正常未孕状态所需的一段时期，通常为 6 周。在中国民间，产褥期也称为"月子"或"坐月子"。"坐月子"在我国很讲究，是一个传统及膳食相关的习俗。人们对月子膳食行为和习俗的认知往往发生混淆，因而也很容易出现许多"月子"膳食误区。

今天，我们就根据 2020 年《营养学报》发表的《中国产褥期（月子）妇女膳食建议》，聊一聊月子餐怎么吃。

1. 产后头几天膳食宜清淡、易消化

顺产后产妇第一餐可进食适量、易消化的半流质食物，第二餐可以正常膳食。有些产妇在分娩后的最初 1 ~ 2 天感到疲劳无力或肠胃功能较差，可选择较清淡、稀软、易消化的食物，如面片挂面、馄饨、粥、蒸或煮的鸡蛋及煮烂的肉菜，之后再过渡到正常膳食。

分娩时若有会阴Ⅰ度或Ⅱ度会阴裂伤并及时缝合者,可给普通饮食;Ⅲ度会阴裂伤缝合以后,应给无渣或少渣膳食一周左右,因为裂伤,肛门括约肌也会有断裂,成型大便通过肛门时,会使缝合的肛门括约肌再次撕裂,不仅给产妇带来痛苦,而且影响伤口愈合。

对于剖宫产妇女,因为麻醉(硬膜外麻醉、蛛网膜下腔阻滞麻醉或者腰硬联合麻醉),术后一般禁食水6小时,之后给予流食,但忌用牛奶、豆浆、含大量蔗糖等胀气食物;肛门排气后可恢复正常饮食。对于采用全身麻醉或手术情况较为复杂的剖宫产术后妇女,其饮食需遵医嘱。

2. 食物多样不过量,保证营养均衡

产褥期膳食应是由多样化食物构成的平衡膳食,以保证产褥期妇女对能量和各种营养素的需要,无须特别食物禁忌。每天的膳食应包括粮谷类、鱼禽蛋类、蔬菜和水果类、豆类及其制品、奶类及其制品等。我国部分地区传统习俗中产褥期食物过于单调,每天只给产妇吃鸡蛋、鸡肉、红糖或小米等,其他食物如蔬菜水果等选择很少,这样的膳食中食物选择和搭配不合理,营养素供应不全面,容易导致产妇某些营养素缺乏,或能量过剩,不利于产后恢复。产褥期饮食在多样化的同时应注意食不过量,能量摄入过多不利于母体产后恢复,造成产后体重滞留,后者是妇女远期肥胖心血管疾病的独立危险因素。

3. 适量加鱼、禽、蛋、瘦肉等富含优质蛋白质的食物摄入

月子妇女不仅需要恢复自身的健康,还要分泌乳汁,喂养婴儿。动物性食品如鱼、禽、蛋、瘦肉等可提供丰富的优质蛋白质和一些重要的矿物质和维生素,并有助于确保乳汁的分泌。因此母乳喂养的产妇"坐月子"期间可比未孕时适当多吃一些。如果条件限制或饮食习惯制约,可部分采用富含优质蛋白质的大豆及其制品替代。为预防或纠正缺铁性贫血及补充维生素A,应适当摄入些动物肝脏、动物血、瘦肉等含铁丰富的食物(如每周吃1~2次动物肝脏,总量达85克猪肝,或总量40克鸡肝)。海产鱼虾除了富含蛋白质外,其脂肪富含n-3多不饱和脂肪酸,贝壳类食物还富含锌,海带、紫菜富含碘。产妇可通过乳汁将这些营养素传递给婴儿,对婴儿生长发育及智力发育有益。因此,月子妇女应每周摄入1~2次海产品。在此,需要注意的是,过度摄入动物性食物,蔬菜水果等其他食物的摄入量可能减少,致维生素、矿物质和纤维素缺乏;过量摄取动物性食物也是产后体重滞留的原因之

一,月子妇女应适量增加动物性食物。

4.注意粗细粮搭配,重视新鲜蔬菜水果的摄入

"月子"期间主食不能只吃精米、精面,应该粗细搭配,常吃一些粗粮、杂粮(如小米、燕麦、红豆、绿豆等)和全谷类食物,因为粗粮、杂粮中富含 B 族维生素和膳食纤维,除能保证 B 族维生素等营养素的供给外,也有利于肠道健康。

新鲜蔬菜和水果含有多种维生素、无机盐、膳食纤维、果胶、有机酸等成分,可增进食欲,增加肠蠕动,防止便秘,是产褥期每日膳食中不可缺少的食物。由于产后腹部肌肉松弛,卧床时间长,运动量少,致使肠蠕动变慢,更容易发生便秘,导致痔疮等疾病的发病率增加。加上传统月子习俗禁忌生冷食物,我国月子妇女常被禁食蔬菜水果。因此造成某些微量营养素(如维生素 C、维生素 B_2)的缺乏,影响乳汁中维生素和矿物质的含量。为此,产褥期要重视蔬菜水果的摄入,每天应保证摄入蔬菜水果 500 克以上(其中绿叶蔬菜和红黄色等有色蔬菜占 2/3)。需要纠正产褥期(月子)禁忌蔬菜水果的习俗。如果膳食中蔬菜水果摄入量达不到要求,可在医生指导下服用维生素、矿物质以及膳食纤维补充剂。

5.注意水分补充,保障母乳分泌

正确认识月子膳食对母乳分泌的作用,足量饮水,根据个人饮食习惯可多喝汤汁。

产妇分娩时体液流失多,基础代谢较高出汗多,加上乳汁分泌,需水量高于一般人。饮水不足可致乳汁分泌量减少。故产褥期饮食应注意水分补充。可适当多食用易消化的带汤的炖菜,如鸡汤、鱼汤、排骨汤、猪蹄汤、豆腐汤等,有助于促进饮食舒适度和补充水分。

6.适当加奶类等含钙丰富的食品,合理使用营养补充剂

月子妇女正常哺乳时,每日随乳汁分泌约 200 毫克的钙。尽管,乳汁中的钙不受膳食钙含量的影响,但钙摄入不足时会动员自身的骨钙来维持乳汁中钙含量的稳定。乳母的钙推荐摄入量为 1 000 毫克/天。奶类及其制品含钙丰富而营养成分齐全,且易于吸收利用,是产褥期补钙的最好食物来源。若月子妇女每日饮奶总量达 500 毫升,则可获得约 540 毫克的钙,加上深绿色蔬菜、豆制品等含钙丰富的食物,则比较容易达到钙推荐摄入量。如奶类摄入达不到上述推荐量,则需经注册营养师评估后适当补充钙制剂。为增加钙的吸收和利用,建议补充适量的维生素 D(每日 400 微克)或适当

户外活动。此外,为了弥补膳食不足,可以选择适当的营养素补充剂,补充膳食中可能摄入不足的营养素,如 DHA(每日 200 毫克)、维生素 A(每日视黄醇 500~1 000 微克)等。

7. 保持个人饮食习惯,尊重当地无害的特色饮食风俗

除了获取营养素,饮食还承载了心理愉悦、饮食文化、家庭生活以及家庭伦理等诸多内涵的社会因素,特别是月子膳食往往体现着各个地区不同的民俗文化。因此无论从个人饮食习惯,还是从家庭生活、当地社会文化角度,月子膳食的食材选择、加工烹调方式以及食用方法,只要不与健康膳食原则相冲突,在营养、食品安全等方面不对妇女身心产生不利影响,均可依从个人饮食爱好和当地习俗予以安排。这不仅有利于月子妇女的身心健康,也有利于特色月子饮食习俗的传承与发展。

8. 适当运动,愉悦心情,充分休息和睡眠,避免过早负重劳动

妊娠和分娩可造成盆底组织过度扩张、弹性减弱,腹壁弹性纤维断裂、腹直肌不同程度受损。产褥期适当运动,有利于盆底及腹壁肌肉恢复,也有利于加速血液循环,防止静脉栓塞、子宫后倾、子宫脱垂、便秘等。此外,大多数妇女生育后,都会存在不同程度的体重滞留。因此,月子妇女除应注意合理膳食外,还应尽早适当运动如产后健身操,以促进机体恢复,保持健康体重,减少产后并发症的发生。

哺乳期妇女心理易受内外环境影响。应重视产后乳母心理健康,提高家庭亲密度,及时消除不良情绪,使月子妇女保持愉悦心情,充足睡眠,以促进乳汁分泌及产妇健康。

9. 尽早开奶、坚持母乳喂养,注意居住环境和个人卫生

尽早开奶是母乳喂养成功的必需环节,新生儿吮吸乳头和乳晕可刺激母体催乳素和缩宫素的释放,一方面促使乳汁分泌与排出,另一方面促使子宫收缩,加快子宫复旧并减少产后出血风险。为促进母婴健康,产后应尽早开奶,WHO 建议产后 1 小时内开始母乳喂养。母乳喂养可降低子代远期肥胖及 2 型糖尿病的发生的风险,增强母婴之间情感交流,有利于子代心理及智力发育;母乳喂养也能促进母体生理功能复原,降低产后并发症及远期乳腺癌、卵巢癌发生的风险。此外,乳汁分泌可消耗孕期脂肪储存,有利于乳母体型复原。因此,产褥期应坚持对新生儿进行纯母乳喂养,母婴同室,按需哺乳。

第六篇 不孕

众所周知,世界范围内越来越多的人遭遇着生育困难,不孕不育的发病率呈现逐年增长的趋势,不孕不育症已经成为全球公共卫生问题。中医上认为不孕属于"不孕""无子""绝子""断绪""全不产"等范畴。生育是女性生命历程中独有的阶段,女性如果无法正常妊娠,会对身心产生较大影响。特别是对于有妇科疾患的女性,会有较大的心理压力及困惑。现阶段,随着人们对生殖健康关注度的不断提升,及时合理的治疗及保持良好的心态,提升了成功孕育的概率。

本篇普及了造成不孕症的原因以及针对不孕症的中西医治疗手段。对临床上常见的问题——一解答,如"有多囊卵巢综合征还会怀孕吗? 子宫内膜异位症为什么会不孕呢? 宫寒、肥胖的女性会引起不孕吗?"等,并介绍了辅助生育技术,以期能为不孕症患者带来帮助。

什么是不孕?

不孕症是一种生育障碍状态,由多种病因导致。不孕症虽然不是一种致命性疾病,但是将会影响到婚姻幸福和家庭和睦。

有生育要求的女性到底多久不怀孕诊断不孕症呢? 据统计,一个 24 岁的妇女,婚后正常性生活 1 个月怀孕率为 25% ,5 个月为 40% ,8 个月为 75% ,而婚后 1 年 90% 以上都可以怀孕。根据世界卫生组织的标准,女性在有正常的性生活,没有避孕至少 12 个月而不怀孕的称为不孕症。对男性则称为不育症。不孕症随着女性年龄的增加发病率呈上升趋势。我国不孕症的发病率为 7% ~10% 。

不孕症有原发性不育和继发性不孕。原发性不孕是既往从来没有怀过孕,即便宫外孕、生化妊娠也没有过。成书于战国时期至汉代初期,与《易经》《黄帝内经》并称为上古三大奇书的《山海经》中将原发性不孕称为"无子"，唐代孙思邈《千金要方》中称为"全不产"。而继发性不孕是既往曾经有过妊娠史，而后未避孕连续12个月没有怀孕，《千金要方》中称为"断绪"。

如果按不孕的原因归属何方，不孕症有男性不育和女性不孕。按照有无妊娠可能性，不孕症分为相对性不孕和绝对性不孕。相对性不孕在经过治疗后有妊娠可能，而绝对性不孕，比如先天性无子宫、双卵巢切除术后等，没有妊娠的可能性。

不孕的原因有哪些？

因为妊娠涉及男女双方，所以不孕的原因也分男方因素、女方因素以及不明原因性不孕。

男方因素常见的主要包括精子的质量异常以及无法将精子送至阴道内。精子质量异常比如：无精子症、弱精子症、畸形精子症等。男性性功能障碍无法将精子送至阴道内，比如：勃起功能障碍、不射精或逆行射精等。

女方因素常见的有排卵障碍、宫腔环境异常、输卵管因素等。排卵障碍占女性不孕的25%~35%，包括稀发排卵、无排卵以及黄体功能不足等。稀发排卵和无排卵的患者比如多囊卵巢综合征、卵巢早衰、高泌乳素血症等，常常会出现月经的异常（月经稀发、闭经、阴道淋漓出血等）；黄体功能不足患者虽有排卵，但卵巢黄体不能分泌足够的孕激素，导致子宫内膜准备不足，无法容受受精卵着床，或者出现反复流产。宫腔环境异常比如畸形子宫、黏膜下子宫肌瘤、子宫内膜息肉以及宫腔粘连等影响受精卵的着床。输卵管因素导致的女性不孕症是继发性不孕症最主要的原因，输卵管性不孕患者常有慢性盆腔炎病史、输卵管手术史或者多次流产史。近年，子宫内膜异位症发病率明显升高，其典型的临床表现是继发性加重性痛经和不孕，但是其引起不孕的机制不完全清楚，可能和排卵、输卵管功能、黄体功能、盆腔环境以及子宫内膜接受性等多个环节有关。

还有10%~20%的不孕症患者原因不明，可能是免疫因素、受精障碍等。遗憾的是目前没有此项针对性的检测手段，所以很难明确不孕的原因。

多囊卵巢综合征女性一定不会怀孕吗？

怀孕离不开成熟的卵子从卵巢排出。一般情况下，排卵是有规律的，而且如果卵子没有遇到精子，女性就会在排卵后 14 天左右来月经。也就是说一个月排出一个成熟卵子，那么就会一个月来一次月经，如果两个月才排出一个成熟卵子，那就会两个月才来一次月经。而多囊卵巢综合征女性的卵巢内有许多小卵泡，却没有规律的排卵，只有偶尔排出一个成熟卵子甚至不排卵。相应的，月经就会出现后错、稀发甚至闭经。自然受孕的概率也就明显降低了，但并不代表所有的多囊卵巢综合征女性都不会自然怀孕。

多囊卵巢综合征女性除了月经改变和不孕之外，还有可能会出现雄激素过多和糖代谢的异常。临床表现就是多毛、痤疮、肥胖以及在颈背部、腋下、外阴皮肤皱褶处出现灰褐色的色素沉着。远期可发展为子宫内膜增生病变、子宫内膜癌、糖尿病、高血压等。

多囊卵巢综合征是影响女性一生的疾病，需要进行长期管理。无生育要求的年轻女性应调整其月经周期；对于有生育要求的女性，建议尽早到医院就诊治疗完成生育目的；已经完成生育的女性应做好监测和预防并发症的发生。

如何监测排卵？

妇女如何掌握排卵的时间呢？生活中常用的监测排卵方法如下。

1. 基础体温测定

基础体温测定是花费最低，易于掌握的一种排卵监测方法。其原理是女性排卵后由于孕激素的作用会使基础体温升高 0.3~0.5 摄氏度，所以通过测定基础体温判断是否排卵，有高温相，即双相型体温提示有排卵。具体方法是妇女每天早上起床之前在安静状态下用口表或者肛表测量体温并记录在"基础体温记录表"上，同时记录上月经和性生活时间。测量前避免活动、进食、说话，睡眠不足或不规律均会影响测量结果。

2.排卵试纸

LH峰是即将排卵的可靠指标,出现于卵泡破裂前36小时。排卵试纸就是通过检测黄体生成素(LH)的峰值水平,来预知是否排卵。从计算的排卵日前2~3天开始使用排卵试纸检测尿液中的LH,每天检测,如果提示阳性,表明被测者正处于排卵期;如果提示阴性,表明被测者不处于排卵期,以指导同房。但是血、尿LH的测定并不是绝对的准确,所以不能完全依靠此检测方法。

3.超声监测排卵

用超声监测卵巢当中的卵泡发育,可见优势卵泡的生长和成熟卵泡的破裂。这种方法很直观、无创、准确性高,但是会增加检测者的心理负担和经济负担,甚至因为焦虑影响了卵泡的生长和发育。

如何了解输卵管是否通畅?

输卵管性不孕是女性不孕症常见的原因。如何了解输卵管是否通畅呢? 目前门诊常用的方法如下。

1.子宫输卵管造影术

子宫输卵管造影术包括传统的子宫输卵管造影和超声下子宫输卵管造影。前者是通过导管向宫腔及输卵管注入造影剂(目前多使用非离子型造影剂,在体内代谢快),行X射线透视及摄影,根据造影剂在输卵管及盆腔内的显影情况了解输卵管是否通畅、阻塞的部位以及宫腔形态。该检查损伤小,是评估不孕症患者输卵管通畅程度最常用方法,能对输卵管阻塞作出较正确的诊断,但WHO的统计资料表明,输卵管造影诊断输卵管近端梗阻的误诊率高达42%~50%。后者能在超声下实时观察造影剂流动与分布,图像清晰,无创、无放射性、操作较为简便,具有较高诊断价值。子宫输卵管造影具有一定的治疗功效。

2.输卵管通液术

输卵管通液术是检查输卵管是否通畅的一种方法,且具有一定的治疗功效。检查者通过导管向宫腔内注入液体,根据注液阻力大小、有无回流及注入液体量和受检者感觉等判断输卵管是否通畅。但该检查主观性较强,而且难以确定是哪一侧输卵管有梗阻以及梗阻的具体部位。

3. 宫腔镜下输卵管插管术

检查者经过宫腔镜的操作孔道,可以将导管直接插入输卵管开口,加压向内推进,疏通输卵管近端阻塞,然后向管腔内注入液体,观察注水的压力、速度、有无液体外溢及停注后有无回流等,不仅可以分别对左、右输卵管的通畅度进行判断与治疗,且同时可以了解宫腔情况,直接治疗相关疾病,如宫腔粘连、子宫内膜息肉等。尤其对输卵管造影术和输卵管通液术后提示一侧或者双侧输卵管不通的不孕症女性,可以在宫腔镜下进一步检查输卵管的通畅性并有一定的治疗作用。

以上方法各有利弊,请咨询医生根据个人的情况进行检查。

辅助生育技术都有哪些?

生殖是人类生存延续的永恒主题。随着婚姻及生育延迟、人工流产的解禁等,不孕症发病率逐渐升高。在育龄期约有 8% 夫妇有不育问题,以此推算,全世界有 5 000 万~8 000 万人不能生育,每年大约新增 200 万对不育症夫妇。在我国,不孕症发病率为 7%~10%。不孕症虽然不是致命性疾病,但是它可能造成夫妻感情破裂,家庭不和睦以及个人痛苦。为了延续生殖过程,由此产生了一门新兴技术——辅助生育技术。辅助生育技术为越来越多的夫妻圆了为人父母的梦想。

辅助生育技术是指在体外对配子和胚胎采用显微操作等技术,帮助不孕夫妇受孕的一组方法,包括人工授精、体外受精-胚胎移植及其衍生技术等。临床常用的是人工授精和体外受精-胚胎移植技术。

人工授精是指不通过男女双方自然的性交活动,将精子通过人工方法注入女性生殖道内,使其受孕的一种技术。人工授精的历史至今已有 200 多年。我国在 20 世纪 40 年代即有人工授精的技术。人工授精包括使用丈夫精液人工授精和供精者精液人工授精。按国家法规,目前供精者精液人工授精的精子来源一律由国家卫生健康委员会认定的人类精子库提供和管理。具备正常发育的卵泡、健全的女性生殖道结构、至少一条通畅的输卵管的不孕（育）症夫妇，就可以实施人工授精治疗。

体外受精-胚胎移植技术是指从女性卵巢内取出卵子，放入试管内培养后，再加入经过处理获能的精子，卵母细胞在体外与精子发生受精并培养3~5日，再将发育到卵裂球期或囊胚期阶段的胚胎移植到宫腔内，使其着床发育成胎儿的全过程，俗称为"试管婴儿"。我国虽然起步较晚，但近年发展迅速。临床上对输卵管性不孕症、原因不明的不孕症、子宫内膜异位症、男性因素不育症、排卵异常及宫颈因素等不孕症患者，在通过其他常规治疗无法妊娠时，均为体外受精-胚胎移植的适应证。

辅助生殖技术的主要并发症有卵巢过度刺激综合征、多胎妊娠等，且辅助生殖技术涉及伦理、道德和法规问题，故有此需求的夫妇一定到有资质的医院就诊，选择适合自己的辅助生殖技术。

子宫内膜异位症为什么会导致不孕呢？

不孕症是子宫内膜异位症的主要症状之一。据统计，子宫内膜异位症中40%~60%患者存在不孕，不孕症中25%~40%为子宫内膜异位症，可见两者关系密切。那么，子宫内膜异位症不孕的原因是什么呢？

首先，我们先来看看什么是子宫内膜异位症。子宫内膜本应该生长在宫腔表面，如果子宫内膜出现在了子宫腔以外的部位（比如卵巢、盆腔腹膜，甚至鼻腔等），而且子宫内膜在该部位继续生长、浸润，并且如同来月经一样在生长的部位反复周期性出血，由此诱发了局部的炎症反应、增生，出现结块（也就是子宫内膜异位病灶）或者与邻近部位紧密粘连。子宫内膜异位病灶多出现在盆腔，所以子宫内膜异位症患者的盆腔常常有广泛致密的粘连，比如输卵管周围粘连导致输卵管扭曲，输卵管阻塞；卵巢周围粘连导致成熟卵泡破裂后无法被输卵管伞端拾卵；盆腔微环境的改变不利于精子受精和胚胎着床。

子宫内膜异位症患者常常出现月经失调，与卵巢内分泌功能异常有关。子宫内膜异位症患者中约25%黄体功能不健全，17%~27%有未破裂卵泡黄素化综合征。前者卵巢黄体功能不足以致患者不易受孕或在妊娠早期流产。后者卵泡成熟但不会自然破裂，卵细胞仍在卵巢内却没有排出而继续黄素化，因无排卵故不孕。

慢性盆腔炎的中西医结合治疗

慢性盆腔炎患者输卵管增生增粗,或者输卵管伞端闭锁,均可导致输卵管阻塞;输卵管卵巢粘连、输卵管积水、输卵管卵巢囊肿可形成盆腔包块;盆腔广泛粘连,导致子宫固定,活动性差。故慢性盆腔炎患者不孕的发生率高达 20% ~30%,宫外孕的发生率是正常妇女的 8 ~10 倍,还常常出现腰骶部酸痛、性交痛,在劳累等机体抵抗力低下时,约 25% 的妇女盆腔炎还将会反复发作。

故应积极治疗慢性盆腔炎并注意预防,目前临床上多采用中西医结合的方法。

1. 西医治疗

对于慢性盆腔炎反复发作的女性,需抗生素药物治疗,并根据具体情况,必要时选择手术治疗。

2. 中医药治疗

因慢性盆腔炎病情顽固,易反复发作,治疗以中医药治疗为主。可给予中药口服,或配合中药保留灌肠、外敷、理疗等外治法以提高疗效。

(1)中药塌渍治疗:将大青盐、吴茱萸、桂枝、艾叶、当归、川芎、丹参等精选中药研细末装布袋,上笼屉蒸热后或者用微波炉加热后敷于少腹,通过物理效应和药理效应发挥温经通络、改善盆腔血液循环、促进盆腔炎症吸收的治疗作用。每次热敷 30 分钟,每日 1 ~2 次,连用 14 天,经期停用。

(2)中药保留灌肠:河南中医药大学第一附属医院胡玉荃教授自拟方通胞化瘀灌肠合剂保留灌肠以清热解毒除湿、消癥散结止痛。一般于月经干净第 5 天开始,每晚睡前 100 毫升保留灌肠,连用 10 ~15 天。要求灌肠时取侧卧位,将药温热至 37 摄氏度左右,把一次性灌肠管插入直肠,深度 10 ~15 厘米,然后缓慢推注药液,推注结束后建议药液至少保留 2 小时以上。

(3)盆腔封闭治疗:于经期将抗生素注射于子宫穴(位于下腹部,脐中下 4 寸,前正中线旁开 3 寸),每天 1 次,左右子宫穴交替进行,5 ~7 天一个疗程,每月 1 次,连用 3 ~6 个月。

(4)物理治疗:一般常用的方法有超短波治疗、微波治疗、红外线、离子导入、醋疗等。温热的良性刺激可促进局部血液循环,改善组织的营养状态,提高新陈代谢,以利于炎症的吸收和消退。

(5)中成药治疗:本病以实证或者虚实夹杂多见。一般而言,下腹及腰骶疼痛伴带下量多色黄,多属湿热瘀结,可选择妇科千金片、金刚藤颗粒口服,康妇消炎栓纳肛治疗;少腹胀痛或刺痛伴乳房胀痛及经血有块,多为气滞血瘀,可选择血府逐瘀胶囊(颗粒)口服;下腹冷痛,得热痛缓,多为寒湿瘀阻,可选择桂枝茯苓胶囊口服;下腹疼痛伴神疲乏力、经血量多有块,则为气虚血瘀,可选择理冲丸口服;下腹刺痛或坠痛,腰骶酸痛,经血色暗有块,脉沉涩,多为血瘀肾虚,可选择膈下逐瘀丸、宽带汤口服。

建议慢性盆腔炎女性咨询临床专科医生,辨证施治。

哪些不孕症可以通过手术治疗?

不孕症常见的病因有女方因素、男方因素和不明原因性不孕。女方因素包括盆腔因素和排卵障碍。其中盆腔因素是我国女性不孕症,特别是继发性不孕症最主要的原因。排卵障碍占女性不孕的25%～35%,以药物促排卵治疗为主。男方因素以精液异常常见。而不明原因性不孕是一种生育能力低下的状态,男女双方因素均不能排除。在如此众多的原因中,哪些是可以通过手术来治疗呢?

1. 输卵管成形术

自然受孕必须要有通畅的输卵管和正常的输卵管功能。近年来,输卵管性不孕有增加趋势。输卵管成形手术适用于输卵管周围粘连、输卵管远端梗阻和轻度输卵管积水,可通过腹腔镜下输卵管造口术、输卵管周围粘连松解术和输卵管吻合术等,尽量恢复输卵管及其周围组织正常的解剖结构,改善输卵管的通畅度和功能。

2. 子宫病变

子宫的问题并不一定会引起不孕,但常常是妊娠后流产的原因。故应当积极治疗。对于黏膜下子宫肌瘤、较大的肌壁间肌瘤、子宫内膜息肉、宫腔粘连和纵隔子宫等,若显著影响了宫腔形态,势必会影响胚胎的着床,则建议行宫腔镜手术治疗,比如子宫肌瘤剔除术、子宫内膜息肉切除术、宫腔粘连分离术和子宫纵隔切除术,尽可能的恢复宫腔形态,又尽可能少的破坏子宫内膜。

3.卵巢肿瘤

对于非赘生性卵巢囊肿或良性卵巢肿瘤,有手术指征者,可考虑手术予以剥除或者切除;性质不明的卵巢肿块,应先明确诊断,必要时行手术探查,根据病理结果决定手术方式。

4.子宫内膜异位症

子宫内膜异位症是妇科常见病,子宫内膜异位症与不孕症密切相关,可通过腹腔镜进行诊断和治疗。根据腹腔镜诊断不孕症中子宫内膜异位症占42.35%～55.7%。其中引起输卵管堵塞或者通而不畅者占16.7%。子宫内膜异位症合并未破裂卵泡黄素化综合征(LUFS)为12.7%。通过腹腔镜可以行输卵管造口术、盆腔粘连松解术、卵巢巧克力囊肿剥除术、盆腔子宫内膜异位病灶烧灼术,尽可能的恢复盆腔的正常解剖状态和环境。但对于复发性子宫内膜异位症或者卵巢功能明显减退的患者应慎重手术。对于中重度患者术后可辅以药物治疗3～6个周期后尝试3～6个月自然受孕,如仍未妊娠,则需积极行辅助生殖技术助孕。

中医能治疗不孕吗?

回答当然是肯定的。《素问·骨空论》中就有不孕之名,唐代孙思邈著《千金要方》将不孕放在篇首论述。历代妇科医籍均有"求嗣""种子""嗣育"的专科研究。中医认为,男女双方在肾气盛、天癸至、任通冲盛的条件下,女子月事以时下,男子精气溢泻,两精相合,便可构成胎孕。

中医认为不孕症的发病原因主要是肾虚、肝郁、痰湿、血瘀等。

因肾主生殖,先天肾气不足,阳虚不能温煦子宫,子宫虚冷,以至于不能摄精成孕。多表现原发不孕或婚久不孕,月经初潮推迟,月经一贯后错而且量少,色淡质稀或者月经稀发,甚至闭经,常常伴有腰酸腿软,畏寒肢冷,多属肾阳虚。治法应当温肾补气养血,调补冲任,方用《景岳全书》之毓麟珠。中成药可以选择桂附地黄丸口服。

肾精不足,冲任脉虚,胞脉失养,不能成孕,或阴虚火旺,血海蕴热,也不能成孕。表现婚久不孕，月经周期缩短，量偏少，色红质地黏稠，或者月经尚正常，但是形体消瘦，腰腿酸软，头晕眼花，心悸失眠，性情急躁，心烦口干，多属肾阴虚；治则应当滋阴养血，调冲益精。可选择《傅青主女科》的养精种玉汤。中成药可以选择六味地黄丸口服。

妇女因生气、焦虑等情志不舒畅，肝气郁结，肝疏泄失常，致气血不和，冲任不能相资，故多年不孕。月经时而提前时而错后，因经行不畅表现月经量少而色暗，伴经前乳房胀痛，痛经，情志郁郁不乐，烦躁易怒，多属肝郁证；治则疏肝解郁，养血理脾，方药可选择《傅青主女科》的开郁种玉汤或者《医林改错》的少腹逐瘀汤。中成药可以选择定坤丹口服。

宫寒会引起不孕吗？

清代傅山在《傅青主女科》中总结出了十种不孕的原因：身瘦不孕、胸闷不思食不孕、下部冰冷不孕、胸满少食不孕、少腹急迫不孕、嫉妒不孕、肥胖不孕、骨蒸夜热不孕、腰酸腹胀不孕、便涩腹胀足浮肿不孕。接下来我们来聊聊下部冰冷不孕，也就是宫寒不孕。

有些妇女常感下身冰冷，比如下腹冰凉，畏寒肢冷，总喜欢用暖水袋或者暖宝宝热敷下腹。人们总认为是自己天生禀赋不足（体质虚弱，脏腑气血衰弱）的缘故，怎知是因为子宫寒气太盛所引起。大家都知道"夫寒冰之地，不生草木；重阴之渊，不长鱼龙"。所以子宫寒冷，怎么能够受孕呢？造成子宫寒气太盛的原因，傅山认为："益胞胎居于心肾之间，上系于心，而下系于肾，胞胎之寒凉，乃心肾二火之衰微也。"当然主要是因为肾阳亏损，冲任失养，血海不充，由于人体缺乏肾阳的温煦，导致体内的阴寒邪气太过于炽盛，以至于子宫内也出现了寒凉的症状。婚久不孕，月经后错，甚至闭经。除此之外，腰为肾之府，肾阳不足，命门火衰，故妇女面色晦暗，腰酸腿软，性欲淡漠。肾阳虚衰，上不能温暖脾阳，下不能温化膀胱，故大便不实，小便清长。

治疗上，傅山认为："治胞胎者，必须补心肾二火而后可。方用温胞饮。此方之妙，补心而即补肾，温肾而即温心。心肾之气旺，则心肾之火自生。心肾之火生，则胞胎之寒自散。"

明代张景岳在《景岳全书》中说："妇人血气俱虚，经脉不调，不受孕者,惟毓麟珠随宜加减用之为最妙。其次,则八珍益母丸亦佳。若脏寒气滞之甚者,用续嗣降生丹亦妙。"其中毓麟珠即温养先天肾气以生精,又培补后天脾胃以生血,并佐以调和血脉之品,使精血充足,冲任得养,胎孕易成。八珍益母丸主治妇人"血气两虚,脾胃并弱,饮食少思,四肢无力,月经不调,或腰酸腹胀,或断或续,赤白带下,身作寒热,罔不获效,服一月之后即可受胎"。可见,八珍益母丸所治之病症是以脾胃虚弱、气血不足所引起的,如月经不调、久不受孕、食少腹胀、赤白带下等。续嗣降生丹来自宋代陈自明的《妇人大全良方》:"续嗣降生丹治妇人禀受气弱,胎脏虚损,子宫冷惫,血寒痼冷,难成子息,功效如神。"

肥胖的女性不容易怀孕?

　　当然不是所有肥胖的女性都不能受孕。但是肥胖之人多痰多湿,古医书籍中也多次提及肥胖不孕。

　　早在金元时期,医家朱丹溪就将痰湿作为女子不孕的病因病机来阐述,其在《丹溪心法·子嗣》中说:"若是肥盛妇人,禀受甚厚,恣于酒食之人,经水不调,不能成胎,谓之躯脂满溢,闭塞子宫,宜行湿燥痰。"朱丹溪认为:"肥人多痰,痰湿壅滞,脂塞子宫,可致不孕。"

　　明代万全在《万氏家传广嗣纪要》中说:"密斋云:肥盛妇人无子者,宜服苍附导痰丸。"

　　明末清初,傅青主对肥胖不孕的病因病机有了深入的阐述。《傅青主女科》载:"湿盛者多肥胖,肥胖者多气虚,气虚者多痰涎,外似健壮而内实虚损也。内虚则气必衰,气衰则不能行水,而湿停于肠胃之间,不能化精而化涎矣。夫脾本湿土,又因痰多,愈加其湿,脾不能受热,必津润于胞胎,日积月累,则胞胎竟变为汪洋之水窟矣。且肥胖之妇,内肉必满,遮隔子宫,不能受精,此必然之势也。况又加以水湿之盛,即男子甚健,阳精直达子宫,而其水势滔滔,泛滥可畏,亦遂化精为水矣,又何能成妊哉?"肥胖不孕,实即痰湿过盛,壅塞胞宫,以致不孕。肥胖者多恣食膏粱厚味,阻碍脾胃,导致脾气虚弱,运化失司,水精不能四布,反化为饮,聚而成痰。痰饮黏滞缠绵,属于阴邪,损伤阳气,以致痰湿流注于下焦,阻滞冲任二脉,壅塞胞宫,以致月事不行,不能摄精成孕。治法以泄水化痰为主,同时需补益脾胃之气,脾阳之气不旺,则痰湿就不能去除。方剂可用加味补中益气汤。阳气旺则能摄精,湿邪散自能受孕。所以,对于肥胖且难于受孕的女性,经过调理还是可能正常受孕的。

六味地黄丸适合哪些女性服用?

六味地黄丸出自宋代钱乙的《小儿药证直诀》,方剂中熟地黄滋补肾阴,填精益髓生血;山萸肉补益肝肾;山药补益脾阴,亦能固精;熟地黄、山药、山萸肉三药合用,具有益脾阴、补肝血、滋肾阴之效;泽泻利湿泄热而降肾浊;茯苓淡渗脾湿。六味地黄丸适用于肾阴亏虚的女性患者,临床症状为头晕、耳鸣、同时伴有腰膝酸软,口中发苦,月经量过少,月经后期甚至闭经,亦可出现外阴瘙痒、阴道炎等。绝经综合征也常用六味地黄丸治疗,药理研究发现,六味地黄丸具有多元化药理作用,如调血脂、降血糖及抗衰老等,现已被广泛用于治疗绝经前后诸证等妇科疾病。

临床上六味地黄丸可帮助绝经后骨质疏松症患者恢复骨质量、骨强度,即药物治疗方法具有临床应用价值。根据郭小双等的研究分析可知,治疗肝肾阴虚型绝经后骨质疏松症在西医药物治疗基础上,加上六味地黄丸进行联合治疗,能获得更好的药物治疗效果。由于绝经后骨质疏松症主要的发病因素为肾虚、脾虚、血瘀,会影响人体骨质量外,还容易导致失眠、疲劳,而六味地黄丸可滋补肝肾、活血化瘀、增加骨强度、缓解疲劳。故在绝经后骨质疏松症临床诊治中行六味地黄丸治疗方式,能达较好的临床诊疗效果,提高临床用药疗效。在临床治疗中发现,六味地黄丸可以改变卵巢早衰患者的血清激素水平,调理的整体效果较好,在临床治疗中取得了较好的成效。可以在今后临床卵巢早衰的治疗中推广应用六味地黄丸,使卵巢早衰患者的治疗有效率得到提升。

综上所述,六味地黄丸临床上常用于女性绝经前后的妇科疾病如骨质疏松症、卵巢早衰、异常子宫出血等,还用于黄褐斑以及女性青春期后痤疮,妇科疾病中的不孕症、月经病、产后抑郁症、乳腺增生和抗衰老的治疗。虽然六味地黄丸为临床常用药,但在使用前还是要咨询医生,对症用药。

调经种子第一方适合所有女性吗?

　　少腹茴香与炒姜,元胡灵脂没芎当,蒲黄官桂赤芍药,种子安胎第一方。此方种子如神,每经初见之日吃起,一连吃五付,不过四月必成胎。这就是调经种子第一方——少腹逐瘀汤。

　　本方取《金匮要略》温经汤之意,合失笑散化裁而成少腹逐瘀汤。方中小茴香、干姜、官桂温经散寒除湿;当归、川芎、赤芍养血,活血,行瘀;延胡索、五灵脂、蒲黄、没药化瘀消肿止痛;加苍术燥湿化浊,茯苓健脾渗湿。全方能温经散寒、活血祛瘀、消肿止痛。

　　清代王清任《医林改错》中记载:"此方可治少腹积块疼痛,或有积块不疼痛,或疼痛而无积块,或少腹胀满,或经血见时,先腰酸少腹胀,或经血一月见三五次,接连不断,断而又来,其色或紫或黑,或块,或崩漏,兼少腹疼痛,或粉红兼白带,皆能治之,效不可尽述。"

　　综上所述,少腹逐瘀汤现在临床上主要用于治疗血瘀有寒引起的月经不调、痛经、小腹胀痛、腰痛、白带和不孕等病症。不孕症的原因有很多,并不是所有类型的不孕症都可以用少腹逐瘀汤。

五子衍宗丸治疗哪一型不孕症?

　　中医临床上多认为,不孕症主要病因机制为肾气不足,冲任亏虚,难以摄精成孕,治宜补肾填精,益气养血。五子衍宗丸又名五子丸、五子补肾丸,是补肾良方,被誉为"古今种子第一方"。具有益气补血、化瘀解毒之效。明代张时彻《摄生众妙方》中记载,五子衍宗丸用于治疗肾虚精少,阳痿早泄,遗精,精冷,余沥不清,久不生育等证。组方由菟丝子、枸杞子、覆盆子、五味子及车前子构成,方中菟丝子温肾壮阳力强,化生精血;枸杞子擅于填精补血,两药均入肝肾经,滋肝补肾;五味子敛肺补肾,益气补虚;而覆盆子固精益肾;车前子涩中兼通,补而不滞。虽五子衍宗丸常用于治疗男性不育症等疾患,但林老通过"异病同治"视角,用其治疗女子不孕症,经多年临床观察,其效显著。

薄型子宫内膜是指在雌激素作用下,子宫内膜厚度薄于6毫米,子宫内膜厚度远低于成功妊娠所需厚度,是引起女性不孕症的重要原因。五子衍宗丸可以用于治疗肾虚血瘀型子宫内膜薄型不孕症,改善子宫内膜血供,促进子宫内膜增厚,有助于提高妊娠率。薄型子宫内膜不孕症归属中医"月经量少""无子"等范畴。中医认为,"肾—天癸—冲任—胞宫"轴在女子生长和生育过程中发挥着重要的作用,尤以"肾精"的作用最为突出。五子衍宗丸能够调节肾虚血瘀型子宫内膜薄型不孕症患者血清性激素水平,改善子宫内膜血供,促进子宫内膜增厚,有助于提高妊娠率。妇女肾亏精衰,冲任失固而致宫寒不孕症,可用五子衍宗丸治疗。

五子衍宗丸滋肾助阳之功,虽专为男子不育而设,针对肾阴不足而致不育症,故对肾阴不足之不孕症同样有效。综上所述,五子衍宗丸治疗肾虚血瘀型子宫内膜薄型不孕症效果显著,具有改善机体营养状况,促进育龄女性排卵和提高男性精子数量。此外,还用于治疗女性无排卵型不孕症,不但具有促排卵作用,还可减少单纯西药治疗的副作用,又可弥补单纯中药治疗见效慢、疗程长的不足,更能改善临床症状,提高妊娠率。

第七篇　避孕

在计划生育门诊，我们经常遇到这样的患者，一位二胎妈妈愁眉苦脸，她在一年前足月顺产二宝，产后 10 个月断奶。产后一直没有来月经，可是一查发现怀孕了，而且都已经 2 个月了。她非常困惑，没有来月经怎么会怀孕呢？妇女的生育期长达 30 年，即使哺乳期也防不胜防。我国妇女高效避孕法使用率低，人工流产率居高不下。意外妊娠和随之而来的人工流产严重危害了女性的身心健康。所以掌握如何避孕，避免意外妊娠，是女性的必备知识。

流产给育龄女性带来的伤害是不可逆的，那么流产后应该如何护理？人流的并发症有哪些？应该如何治疗？为了避免流产问题的反复出现，更需要加强育龄女性避孕知识与避孕技巧的普及。因此，本篇普及了如何选择避孕措施以及激素避孕、上环的适应性人群。

常用的避孕方法有什么？

避孕是采用科学的手段使妇女暂时不受孕。避孕主要通过控制以下生殖过程的 3 个关键环节而实现的。

（1）抑制精子和卵子的产生，比如激素避孕，像口服的短效避孕药。

（2）阻止精子与卵子的见面，比如避孕套、女性结扎、安全期避孕。

（3）使子宫的环境不利于妊娠，比如上环、服用紧急避孕药等。

目前常用的女性避孕方法主要有上环、激素避孕、紧急避孕、安全期避孕；男性避孕的主要方法有避孕套避孕以及男性绝育术。

这些避孕方法哪些是高效的？哪些是长效的呢？

高效避孕方法是指采用此种避孕方法的每百名妇女完美使用 1 年，发生非意愿妊娠的人数<1，即为高效避孕方法；发生非意愿妊娠的人数在 2～9 之间，则为有效避孕方法；发生非意愿妊娠的人数>9，则为效果较差的避孕方法。其中高效避孕方法包括上环(避孕效率 90% 以上)、皮埋(有效率 99% 以上)、女性绝育术(输卵管结扎,失败率不足 1%)、男性绝育术(比如输精管结扎)、长效避孕针(有效率 98% 以上)、复方短效口服避孕药(正确使用接近 100%)等。有效避孕方法包括避孕套、安全期避孕、体外排精法等,但是必须坚持和正确使用,否则失败率较高。尤其安全期避孕和体外排精法失败率高,实际避孕效果较差,所以不推广。

长效的避孕方法包括宫内节育器、皮埋、女性绝育术、男性绝育术、长效避孕针等。其中,宫内节育器、皮埋、长效避孕针属于长效可逆的避孕方法。短效的避孕方法包括复方短效口服避孕药、避孕套、安全期避孕、体外排精法等。

如何选择避孕节育措施?

我们清楚了哪些是高效的避孕方法,哪些是长效的避孕方法之后,就可以根据女性目前的生育情况做如下选择。

1. 有生育要求的新婚夫妻

新婚期夫妇,以后有生育要求,应选择使用方便、不影响生育的避孕方法为好。复方短效口服避孕药使用方便,避孕效果也好,还不影响性生活,所以列为首选。其次避孕套也是较理想的避孕方法,但必须全程正确使用方能达到 93% ~95% 的避孕率。安全期避孕和体外排精避孕效果差,所以不推荐使用,而长效避孕药需停药后半年方可试孕,所以也不推荐使用。对于意外妊娠,行人工流产手术者可考虑术中放置宫内节育器避孕,取环后即可备孕。

2. 已完成生育,无其他生育要求的夫妻

如果已经完成了生育,建议选择长效的、可靠的、安全的避孕方法,减少因为意外妊娠进行手术所带来的痛苦以及并发症。比如宫内节育器、避孕套、皮埋、复方口服避孕药、避孕针等都可以应用。若有两个或多个子女的夫妇,也可以采用绝育术。

3. 哺乳期妇女

如果是哺乳期妇女呢?哺乳期妇女即使无月经来潮,也有受孕可能。

因为生理状态是先排卵,排卵后 14 天才能月经来潮。所以排卵就有受孕可能。即使哺乳期无月经来潮,也应该采取避孕措施。避孕措施应当选择不影响乳汁分泌以及婴儿健康的方法。避孕套是哺乳期最佳的避孕方法。也可以选择皮埋和宫内节育器。由于哺乳,不建议使用激素避孕、安全期避孕以及体外排精等方法。

4.将要绝经的妇女

对于快绝经的妇女也不能掉以轻心,因为围绝经期仍然有排卵可能,必须坚持避孕。可以采用避孕套,原来使用宫内节育器没有不良反应的可以继续使用,在绝经后半年取出。不建议选择激素避孕以及安全期避孕。

我国女性的主要避孕措施是什么?

宫内节育器也就是环,是由古代节育器发展而来的。据记载,古代阿拉伯和土耳其人在骆驼的子宫内放入小石块,以防止动物在沙漠长途旅行中妊娠。

从 11 世纪中期,科学家们就开始了避孕工具的研制和应用。直到 1909 年,一位波兰医生首次设计出人类避孕的环形宫内节育器,虽在 1923 年对此进行了改进,但是后来还是因为盆腔感染被很多医生反对,而没有推广。

首次推广应用的宫内节育器是一位德国科学家,将蚕肠线和银丝制成的星形宫内节育器改进成为合金环,即格氏环。

我国在 20 世纪 30 年代已经有格氏环的临床应用,但并没有普及。1957 年开始引入日本太田式塑料环、金属单环和橡胶叉,经过上海、北京等地试用,筛选出金属单环,于 1960 年面向全国推广并自行生产。同时对宫内节育器的避孕机制、使用期限、临床效果和副作用等进行了系统研究。目前临床上有各式各样的宫内节育器。

根据第四次宫内节育器国际会议资料,目前全世界应用宫内节育器的总人数已经超过了 1 亿,而中国就占 8 000 万以上,达到育龄妇女采用措施中的 40% 左右。

通过临床验证,宫内节育器是一种安全、有效、简便、经济、可逆的避孕工具,是我国育龄妇女的主要避孕措施。

环为什么可以避孕呢?

目前临床使用的是活性宫内节育器,也就是宫内节育器内含有活性物质,比如铜离子、激素、药物以及磁性物质等。主要有两大类,分别是含铜的宫内节育器和含药的宫内节育器。

其中含铜宫内节育器是我国目前应用最广泛的宫内节育器。从形态上分为宫型、T型、V型等多种形态,避孕有效率在90%以上。

另外一种是含药的宫内节育器。这种宫内节育器将药物储存于节育器内,每日微量释放药物以提高避孕效果,降低副作用。我国临床主要应用含孕激素的宫内节育器和含吲哚美辛的宫内节育器。含孕激素的T型宫内节育器常用的是左炔诺孕酮宫内节育系统(曼月乐),有效期5年,有尾丝。它的优点是妊娠率低,可以减少月经量,缓解痛经,易取。主要副作用为阴道点滴出血和闭经。含吲哚美辛的宫内节育器的特点是妊娠率低、脱落率低、出血率低、继续存放率高。

宫内节育器的作用机制是什么呢? 归纳起来有以下几个避孕机制。

(1)杀精毒胚。宫内节育器在宫腔可产生炎症反应,而炎性细胞有毒害胚胎、影响受精卵着床以及影响胚胎发育的作用。而且铜离子对精子有毒性作用。

(2)干扰受精卵着床。长期异物刺激可使子宫内膜损伤以及发生慢性炎症反应,影响受精卵的着床。带铜宫内节育器还可以长期释放铜离子,影响受精卵着床以及囊胚发育。

(3)曼月乐中的左炔诺孕酮可引起子宫内膜萎缩,并改变宫颈黏液性状,不利于受精卵的着床和精子的穿透。含吲哚美辛的宫内节育器可减少上环后的出血反应。

上环适合哪些妇女?

上环术适于育龄期妇女没有禁忌证、自愿要求放置宫内节育器的避孕者。常见的禁忌证有急性生殖道的炎症、生殖器官肿瘤、子宫畸形、铜过敏。

宫内节育器放置的时间如下。

（1）一般建议在月经干净后3~7天。

（2）也可以在人工流产术中立即放置。

（3）药物流产患者来两次正常月经以后放置。

（4）顺产后42天,恶露已经干净,会阴伤口也已经愈合,子宫恢复正常后放置。

（5）剖宫产术后半年放置。

（6）如果是含孕激素的宫内节育器比如曼月乐,说明书是建议在月经来潮7天之内放置。

何时取环？

出现哪些情况时需要将宫内节育器取出呢？

1.生理情况下

①计划再生育或者已经没有性生活不再需要避孕的妇女;②节育器放置期限已满需要更换时;③断经1年以内;④准备改用其他避孕措施或者行绝育手术的妇女。

2.病理情况下

①上环后出现了比较严重的并发症或者副作用,像月经量多导致患者贫血,经治疗也没有效果;②出现节育器下移、嵌顿时;③带器妊娠的患者,包括宫内和宫外孕。

出现以下情况时需要暂缓进行取环手术:①发生生殖道炎症时,先治疗生殖道炎症,待治愈后再取出宫内节育器;②全身情况不良或者在疾病的急性期,应等待病情好转后再取出。

具体取器的时间:①如果是带器早期妊娠,在行人工流产的同时取出宫内节育器;②如果是带器宫外孕,在出院前取出;③子宫不规则出血的患者,随时可取,同时行诊断性刮宫术,刮出组织送病理检查,以排除子宫内膜病变;④除此之外,均选择在月经干净后3~7天为好,此时处在子宫内膜增殖早、中期,内膜较薄,不容易出血。

上环后副作用有哪些?

宫内节育器具有安全、长效、可逆、简便、经济和不影响性生活等优点,但是也存在一定的副作用和并发症。

宫内节育器的副作用中常见的有阴道不规则流血、下腹坠痛、腰骶酸痛和白带增多等,并发症较常见的有术时出血、子宫穿孔、术后感染、宫内节育器异位、断裂变形等有关异常情况。近年来,由于手术操作水平不断提高,放取宫内节育器的并发症明显减少。

1. 阴道不规则流血

阴道不规则流血,是放置宫内节育器后的主要副作用,发生率5%～10%,临床表现主要为经量增多、经期延长或者少量点滴出血;一般不需处理,3～6个月后可逐渐恢复。治疗上,流血期间或者经前期可选用止血药止血。西药比如氨甲环酸、止血芳酸,中成药比如云南白药、宫血宁等药物,止血都有一定的疗效;因为长期出血易于诱发感染,所以,在止血的同时可以给予抗生素预防感染。如果出血多或者出现了明显贫血,在给予相应对症处理同时取出宫内节育器。

2. 下腹坠痛、腰骶酸痛

多是因为节育环与宫腔大小、形态不相适应,引发子宫频繁收缩造成。轻者给予中医辨证治疗,重者应取出宫内节育器。

3. 白带增多

宫内节育器在宫腔内对子宫内膜刺激,引起无菌性炎症可以使子宫液分泌增加。多数不需要治疗,一般经过几个月,组织适应后能逐渐减少。

尽管宫内节育器有这样那样的副作用和并发症,但毋庸置疑,宫内节育器仍然是我国育龄妇女的主要避孕措施,具有安全、长效、可逆、简便、经济等优点。暂时还没有哪些避孕措施能够和宫内节育器相媲美的。

中医药如何治疗上环后阴道出血？

上环后阴道不规则出血，中医将其归为"经期延长""月经过多""崩漏"等病症范畴。

病因病机考虑本病是在环卧子宫、子宫受损的基础上，又因为情志不舒、体虚久病、劳倦过度，或者是环卧子宫，瘀久化热，导致胞脉瘀阻，血不归经而妄行导致阴道出血。

辨证论治：本病病位在子宫，病机为血瘀，临床实证居多，虚证少；热证多而寒证少，尤其是以瘀热者多见。共分为四个证型，分别是肝郁血瘀证、阴虚血瘀证、气虚血瘀证以及瘀热互结证。

证型一：宫内放环以后出现经量增多或者经期延长，经色是暗红色的，经行不畅或有血块，精神抑郁，胸胁、乳房胀痛，嗳气口苦，舌质暗红苔薄，脉弦涩，是肝郁血瘀之象，治法宜理气化瘀止血。方药选择四草止血方。

证型二：上环后经量多或者经期长，经色暗红，有血块或经行不畅，同时还有潮热颧红，咽干口燥，手足心热等阴虚之象。且舌红苔少，脉细数，辩证阴虚血瘀证。应当养阴清热，化瘀止血。方药选择二至丸加生地黄、炒蒲黄、茜草和山茱萸。

证型三：上环后除了出现经量多或经行时间延长以外，还伴有神疲肢倦，面色㿠白，气短懒言，小腹空坠。查舌质淡苔薄，脉缓弱，这是气虚血瘀证。治则是益气化瘀止血。方药选择举元煎合失笑散加血余炭、茜草。

证型四：放环后经量多于既往月经量或经行时间延长，经色暗红，有血块或经行不畅，心烦口渴，或伴发热，溲黄便结，舌质红苔薄，脉弦数。治法：清热凉血，化瘀止血。方药选择清经散去黄柏，熟地黄改为生地黄，加茜草、三七和地榆炭。

什么是激素避孕？

激素避孕是指女性使用甾体激素达到避孕目的，是一种高效的避孕方法。激素成分是雌激素和孕激素。

根据药物作用的时间分为短效避孕药、长效避孕药、探亲避孕药和缓释类避孕药。

1. 短效避孕药

（1）成分：短效避孕药是雌激素、孕激素组成的复合制剂。雌激素成分主要是炔雌醇，孕激素成分各不相同。近几年常用的短效避孕药有妈富隆、欣妈富隆、达英-35、优思明、优思悦和敏定偶。随着激素避孕的发展，复方短效口服避孕药中的炔雌醇从35微克降低到20微克，孕激素的结构更接近天然孕酮，使药物的活性增加，提高了避孕效果，同时也降低了药物的副作用。妈富隆和欣妈富隆的孕激素是去氧孕烯，敏定偶中的孕激素是孕二烯酮，达英-35的孕激素是醋酸环丙孕酮，而优思明和优思悦中的孕激素是螺旋内酯衍生物，3毫克的屈螺酮。屈螺酮是一种高效、低毒、安全性好的新一代孕激素，最早是由德国先灵公司在2000年开发，结构类似天然孕酮。

（2）服用方法：妈富隆、欣妈富隆、达英-35以及优思明每盒都是21片药物，服用方法是在月经周期第1天开始，每晚1片，连服21天，停药7天，然后继续服用下一个周期。而优思悦和敏定偶每盒都是28片，优思悦前24片是含有复合激素的浅粉色药片，后4片是安慰剂，敏定偶前21片是含有复合激素的白色药片，后7片是不含激素的空白药片。服用方法是从月经周期第1天开始，每晚1片，连续服用28天，不需停药就可以继续服用下一盒。

（3）常见问题：临床中，经常有妇女来咨询，"哎呀，大夫，我漏服避孕药了，该怎么办啊？"短效避孕药一旦发现漏服，应及早补服，而且警惕妊娠的可能。如果连续漏服2片，在想起之后应立即补服2片，之后按照正常时间继续服用，同时应咨询医生加用其他的避孕措施。如果漏服3片及以上应停药，待出血或停药7天之后再开始服用下一个周期的药物，并在此期间使用其他的避孕方法。

2. 长效避孕药

长效口服避孕药是雌孕激素复合制剂，服药1次避孕1个月。长效避孕针包括雌孕激素复合制剂和单孕激素制剂两种。

（1）探亲避孕药：探亲避孕药适用于短期探亲夫妇，主要是孕激素类。这些避孕药避孕效果可靠，但激素剂量大，现已少用。

（2）缓释避孕药：缓释避孕药主要是孕激素，一次性给药，药物缓慢释放而且维持恒定的血药浓度,从而达到长效避孕的目的。常用的有皮埋、阴道药环、避孕贴片以及含药的宫内节育器。

甾体激素避孕药的作用机制是什么呢?第一是复合避孕药抑制了排卵,不排卵当然不能受孕。第二是孕激素改变宫颈黏液的性状,黏稠度增加,从而不利于精子穿过宫颈管。第三是避孕药改变了子宫内膜的形态和功能,抑制子宫内膜的增殖变化,使子宫内膜与胚胎发育不同步,不适于着床。第四避孕药改变了输卵管的功能,干扰受精卵的着床。

正确使用避孕药的有效率接近100%。

激素避孕适合哪些妇女?

激素避孕是一种非常高效的避孕方法,如果女性通过口服、贴片等方式就可以完美避孕,那该多好啊!可是激素避孕药并不适用于所有女性。由于药物对机体可能的影响,所以在下列一些情况时需要慎用或者禁用。

(1)严重的心血管疾病、血栓性疾病女性不宜应用,比如高血压、冠心病、静脉栓塞等。

(2)患有急、慢性肝炎或者肾炎的女性。

(3)部分恶性肿瘤、癌前病变患者,比如患有乳腺癌、雌激素依赖性肿瘤的女性。

(4)有些内分泌疾病患者,比如需要使用胰岛素控制血糖的糖尿病患者、患甲状腺功能亢进症的女性。

(5)哺乳期女性不宜使用复方口服避孕药。

(6)年龄大于35岁的吸烟妇女服用避孕药,增加心血管疾病的发病率,不宜长期服用。

(7)精神病患者以及有严重偏头痛、反复发作的女性也不宜使用。

激素避孕药有哪些副作用?

激素避孕药根据药物作用的时间分为短效避孕药、长效避孕药、探亲避孕药和缓释类避孕药,其副作用略有不同。激素避孕药副作用的发生与配方中雌孕激素的种类、剂量有一定的关系。常见副作用如下。

1. 类早孕反应

服药初期大约10%的妇女出现食欲缺乏、恶心、呕吐、乏力、头晕等类似妊娠早期的反应，也就是类早孕反应。多由雌激素引起，一般不需特殊处理，坚持服药数个周期后自行改善。症状严重时需要更换制剂或者改用其他的避孕方法。

2. 闭经

服用短效避孕药期间月经多规则，如果连续停经2个月，应停药观察，停药期间采取其他的避孕方法。应用长效避孕药和缓释类避孕药也可见闭经现象。

3. 不规则阴道流血

常发生在漏服、迟服避孕药后，少数未漏服避孕药女性也会发生。轻者点滴出血，不用处理，流血偏多者，应咨询医生。

4. 体重及皮肤变化

早期研制的避孕药个别妇女服药后食欲亢进，体重增加；极少数妇女面部出现淡褐色色素沉着。近年来随着口服避孕药的不断发展，雄激素活性降低，孕激素活性增强，用药量小，副作用也明显降低，而且能改善皮肤痤疮。

5. 其他

个别妇女在服药后还会出现头痛、复视、乳房胀痛、瘙痒等症状，可以对症处理，必要时停药作进一步的检查。

短效避孕药的问世被认为是20世纪的一次技术革命，它不仅避孕高效，而且有着许多非避孕的有益效应，比如减少月经量、缓解痛经、调整月经周期等，提高了妇女的生殖健康质量和社会生活的能力。

有避孕的中药吗？

中药避孕起源于《山海经》的"菁蓉"（该植物因无果而被视为可以用来避孕），在古代，基本采用中药避孕，主要是简单方便，多数妇女可不必经医师指导,即能应用,符合有效、无害、自由、实用、方便、经济六大原则,能被大多数女性所采用。

研究发现,在中药雷公藤中提取到的雷公藤内酯酮可以作为一种潜在的非激素类男性避孕药,相关研究成果已在线发表于国际学术期刊《自然-通讯》。在20世纪50年代中期出现的中药避孕,大都是以"味苦寒凉"药物为主,如紫草、生绿豆、紫茄子花甚至包括蝌蚪,都是属于这类药物,而女性在服用后便可以达到"宫寒不孕"的效果。

在中医药文化中,常用的避孕中药有麝香、藏红花、夹竹桃以及寒凉性的黄柏、桂枝、马齿苋、紫草、绿豆等可以导致女性宫寒无法受孕,特别是藏红花不仅可以避孕还可以堕胎,有很强的活血功能,在临床上也用于治疗妇科疾病;麝香具有活血通络,醒神开窍的功效,可以有效地预防怀孕;夹竹桃会兴奋子宫,宫缩加强,会导致滑胎,不容易怀孕;桂枝、马齿苋、黄柏性凉,具有滑胎作用。与西药相比,中药避孕副作用较小,对身体的伤害也相对小,但避孕效果较差。如果想采用中药避孕的方法,还是要到医院咨询专科中医师,避免误服中药引起不良反应或严重不良反应。

紧急避孕的方法有哪些?

当女性性生活时未使用任何避孕措施或者避孕套破裂、滑脱等无保护性生活发生后,应当采用补救的避孕方法,称为紧急避孕。

提起紧急避孕,很多女性都知道在无保护性生活后72小时内口服紧急避孕药,甚至将服用紧急避孕药替代常规避孕,这是极不推荐的。因为口服紧急避孕药后常常出现不规则阴道出血及月经紊乱,一般不需处理。若月经延迟1周以上,需查妊娠试验排除妊娠,不仅可能发生避孕失败而受孕,也还有发生宫外孕的风险。

除了服用紧急避孕药以外,对于有长期避孕愿望的女性更适合放置含铜的宫内节育器,这是一种高效的避孕方法。在无保护性生活后5日(120小时)之内放入,有效率高达95%以上。

紧急避孕药避孕效果如何？

首先我们了解一下紧急避孕药的类型：分别是雌孕激素复方制剂、单孕激素制剂以及抗孕激素制剂。而我国目前药店里售卖的主要是单孕激素制剂和抗孕激素制剂。

单孕激素制剂成分是左炔诺孕酮，商品名有毓婷、惠婷、安婷、保仕婷。房事后72小时之内口服1片（0.75毫克），12小时后重复1片。有效率60%~85%。

抗孕激素制剂主要为米非司酮片，于1993年用于紧急避孕。有10毫克的司米安和碧韵。房事后120小时之内服用米非司酮10毫克即可。避孕有效率可达90%。

根据国内外大量临床研究证据表明，抗孕激素药物米非司酮片的紧急避孕效果高于孕激素药物左炔诺孕酮。米非司酮紧急避孕药可以导致月经延迟，而左炔诺孕酮则可以导致月经提前，除此之外，紧急避孕药还会引起恶心、呕吐等胃肠道反应以及不规则阴道流血，一般不需要处理。但是如果月经推迟了1周以上，需要除外妊娠。

因为紧急避孕药激素剂量大，副作用也大，所以不能够替代常规避孕。

安全期避孕安全吗？

临床上有很多女性到医院咨询："我月经刚结束的时候同房，怎么会怀孕呢？"

在一个月经周期中，到底那几天容易受孕呢？因为一般每个月经周期只排1次卵，而卵子在排卵后12~24小时内才可以受精，精子在女性生殖道可以存活3~5天。所以女性的受孕期是从排卵前5天至排卵后24小时。在这段时期内进行无保护性生活后妊娠的概率分别是：在排卵前5天为4%，在排卵前2天为25%~28%，在排卵后24小时为8%~10%，由此可见在每个月经周期中，受孕的窗口期不超过6天。但是对于月经周期不规律的女性就很难准确推算出排卵日期。而且排卵也会随着环境变化、情绪紧张、疾病、药物等因素而有波动。所以排卵前后 4 ~ 5 天都是危险期。

很多女性采用了避开容易受孕的时期避孕的方法,这就是安全期避孕。安全期避孕首先要推算出排卵日。对于月经周期规则的女性,排卵通常发生在下次月经来潮前 14 日左右。比如平素月经很规律,每 28 天来 1 次月经,假如此次月经是 9 月 18 日来潮,那么下次月经大概是 10 月 15 日来潮,排卵日期就应该在 10 月 1 日左右。排卵前 5 天和排卵后 4 天就是容易受孕的时间,要避免性交,其余日子为安全期。现在也有很多手机软件可以记录月经来潮的时间,从而直接推算出排卵日。

虽然该法简单易行,但普遍使用时有效率仅 80% 左右。因此,安全期避孕并不安全,不建议作为常规避孕方法。

避孕失败的补救措施有哪些?

近几年来国内外人工流产术逐步增加。据统计,2018 年和 2019 年全国人工流产例数分别高达 974 万例和 976 万例,尤其是未生育的年轻妇女要求人工流产的数目与日俱增,占人工流产总数的 22.9% ~ 42.7%。

人工流产是避孕失败的补救方法,人工流产是指因为意外妊娠、疾病等原因而采用人工的方法终止妊娠。人工流产对妇女的生殖健康有一定的影响,做好避孕工作,避免或减少意外妊娠是计划生育工作的真正目的。

终止早期妊娠的人工流产方法包括手术流产和药物流产。

1. 手术流产

手术流产是指采用手术的方法终止妊娠。手术流产的方法包括负压吸引术和钳刮术。

(1)负压吸引术:适用于妊娠 10 周以内(从最后一次月经来潮的第一天开始计算,停经 70 天以内)要求终止妊娠的女性。

(2)钳刮术:适用于妊娠 10 ~ 14 周终止妊娠者。

手术流产的禁忌证如下。

(1)生殖器官的急性炎症,比如阴道炎、宫颈炎、盆腔炎等,在急性炎症没有得到有效控制之前,如果进行了手术,那么术后就可能导致感染的进一步扩散,所以需要治疗后方可手术。

（2）各种疾病的急性期或者严重的全身性疾病不能耐受手术者,需待治疗好转后住院手术。

（3）术前两次体温在 37.5 摄氏度以上者,也不能冒然手术,需要查明发热原因,待治疗后体温恢复正常方可手术。

在临床上,除了手术流产之外还会有患者选择药物流产的方法。

2. 药物流产

药物流产是指应用药物终止早期妊娠的方法。目前临床多是将米非司酮与米索前列醇配伍使用。药物流产的适应证是正常宫内妊娠小于等于49 天,也就是 7 周之内的,而且年龄小于 40 岁的健康妇女自愿要求使用药物终止妊娠。

手术流产好还是药物流产好？

临床上,患者常问:到底是手术流产好还是药物流产好呢？其实两者各有利弊。首先让我们来了解一下两者的副作用。

1. 手术流产后并发症

既然是手术,就必然存在手术风险,手术流产术中并发症有:麻醉意外（无痛手术时）、子宫穿孔、术中子宫出血、人工流产综合征等,发生率极低；术后近期并发症包括不全流产、流产后感染、宫颈内口粘连、宫腔粘连；术后远期并发症包括:慢性盆腔炎、月经紊乱、继发不孕、子宫内膜异位症等,多次手术流产后发生自然流产的危险性增高。

2. 药物流产后不良反应和并发症

不良反应主要包括腹痛、出血过多和胃肠道不适（恶心、呕吐、腹泻）。并发症主要如下。

（1）出血:药物流产的女性平均出血持续时间 8～17 天。有研究报道,9% 的妇女在 30 天后仍有轻微出血,1% 在 60 天后仍有出血。相比手术流产,药物流产出血量多,时间长。

（2）药物流产失败或者药物流产不全:药物流产失败（用药后 1 周未见妊娠囊排出）需手术流产终止妊娠。药物流产不全流产率为 2%～8%,相比手术流产不全流产率高,有潜在大出血的风险,不全流产药物处理无效者应及时刮宫。

(3)发热:发热是米索前列醇的一种常见效应,可发生于5%~88%的妊娠早期药物流产患者中。

(4)未识别的宫外孕:在进行药物流产中,有一部分孕妇停经40天,此时,临床尚难以确诊是宫外还是宫内妊娠,因此,有时将宫外孕误诊为宫内妊娠而使用药物流产,以后发生腹腔内出血休克需要抢救。

(5)宫腔感染与宫腔粘连:药物流产术虽无宫腔操作,但药物流产者子宫出血时间延长,继发感染等问题仍可造成子宫内膜损伤及修复障碍,甚至引起宫腔粘连。

来自丹麦的一项设计良好的研究,比较了有妊娠早期药物或手术终止妊娠史的女性随后妊娠的结局,两组在流产后的首次妊娠中具有相似的自然流产、宫外孕、早产和低出生体重概率。

所以,药物流产和手术流产各有其优缺点,应该依据对象的特征和病情来进行选择,不能相互取代。而且人工流产是避孕失败的补救措施,最重要的是采取避孕措施,尽量避免和减少人工流产。

人工流产后注意事项

1. 手术流产后注意事项

(1)术后1个月禁止性生活和盆浴,保持外阴清洁。

(2)术后忌食生冷辛辣。

(3)术后若出现阴道大量出血、腹痛、发热等异常情况,需随时就诊。

(4)术后若阴道出血超过10天及时复查,排除流产不全。

(5)术后第一次月经来潮有推迟、月经量稍多可能。

(6)若术后有周期性下腹部疼痛而无月经来潮,可能宫颈管或者宫腔粘连,需至医院就诊。

(7)术后1个月应常规随访。

(8)术后建议避孕至少6个月,需落实避孕措施。

2. 药物流产后注意事项

(1)药流后月经前禁止性生活和盆浴,保持外阴清洁,月经后及时落实避孕措施。

（2）药流后忌食生冷辛辣。

（3）药流后若出现阴道大量出血、阴道出血超过3周、持续腹痛或发热等异常情况，需随时就诊。

（4）用药后1周随访，若流产失败，行手术流产终止妊娠；用药后2周随访若流产不全，采取清宫术或者药物保守治疗；用药后3周随访若仍有阴道出血，应积极处理；用药后6周随访评定流产效果，了解月经恢复情况。

人工流产术常见并发症有哪些？

有关无痛人流的广告铺天盖地，使女性错误地认为随着科学技术的发展，人工流产术（简称人流）不仅无痛，而且无创。这是极端错误的看法。因为人工流产手术是有创伤的操作，存在多种手术并发症，影响着女性的生殖健康，甚至带来婚姻危机。所以，我们很有必要了解一下人流常见的并发症。

手术当中可能发生麻醉意外、子宫穿孔、人工流产综合反应（恶心呕吐、心动过缓、面色苍白、头昏、胸闷、血压下降、昏厥、抽搐等）、术中出血、羊水栓塞，严重时甚至危及生命。

手术后有近期并发症和远期并发症。常见的近期并发症有空吸、漏吸、流产不全，必要时需要二次清宫；术后感染，炎症波及子宫、输卵管、卵巢，甚至盆腹腔，引起下腹疼痛、腰酸欲折、发热、脓性白带等。术后远期并发症有宫颈管粘连、宫腔粘连引起周期性下腹部疼痛或者闭经；慢性盆腔炎导致不孕、宫外孕、慢性盆腔痛，反复发作，苦不堪言；子宫内膜异位症、月经失调等。

人流术后，尤其多次人流术后再次妊娠有发生自然流产、前置胎盘、胎盘粘连、胎盘植入的可能，分娩时有胎盘残留可能。

所以，在人流术后要落实可靠的避孕措施，提高有效避孕率，降低重复流产率。女性的生殖健康要从自我保护做起！

中西医如何促进人工流产后子宫内膜的生长？

手术流产对子宫内膜的直接损伤、药物流产时蜕膜脱落不全以及宫腔炎症等均可能影响子宫内膜修复，是导致子宫内膜修复障碍，出现月经量少、甚至宫腔粘连、闭经等严重影响女性生育力的重要原因。60%的继发性不孕症女性有人工流产史（包括手术流产和药物流产），且流产次数越多发生继发性不孕症的比例越高。根据2021年3月发表于《中国实用妇科与产科杂志》的"人工流产术后促进子宫内膜修复专家共识"，建议对有高风险人群应重视人工流产术后子宫内膜的修复。目前，临床上促进子宫内膜修复的方法有雌孕激素类药物、复方短效口服避孕药、中药、仿生物电刺激等。

1. 雌孕激素类药物

给药途径推荐口服和经皮给药。常用的口服药物包括：补佳乐、芬吗通等。经皮给药的雌激素包括雌二醇凝胶等。药代动力学数据表明，连续每日使用雌二醇凝胶2.5克与连续口服补佳乐1毫克具有相似的血药浓度。经皮给药避免肝脏首过效应，可减少雌激素对凝血功能的影响，静脉血栓栓塞症的风险更低，同时对血脂水平无明显不良影响。

（1）单用雌激素类药物：如补佳乐和雌二醇凝胶。

手术流产后第1天开始单用低剂量雌激素，连续用药1个月为1个周期，推荐用药1个周期。雌二醇凝胶和补佳乐的用药剂量如下。

雌二醇凝胶：经皮涂抹。手术流产后第1天开始使用。经皮涂抹雌二醇凝胶2.5克（1剂量尺），每日2次，连用1个月停药（如用药期间月经来潮则停药）。

戊酸雌二醇（补佳乐）：口服。手术流产后第1天开始使用。戊酸雌二醇1毫克，每日2次，连用1个月停药（如用药期间月经来潮则停药）。

雌激素用药同时应采用屏障避孕，避免再次发生意外妊娠；用药期间如发生淋漓出血，或用药1个月停药后未出现月经来潮，建议超声排除残留，且排除意外妊娠后，加用孕激素转换内膜撤退出血。

（2）雌-孕激素序贯疗法：手术流产后第1天开始应用小剂量雌激素，后半周期加用孕激素，推荐使用1~3个周期。用药方法和剂量如下。

雌二醇凝胶联合孕激素:手术流产后第 1 天开始使用。经皮涂抹雌二醇凝胶 2.5 克(1 计量尺),每日 2 次,连用 28 天;第 15～28 天加用孕激素(地屈孕酮 10 毫克或黄体酮 100 毫克),每日 2 次。如需使用 2～3 个周期,可于月经来潮第 5 天开始下一周期用药。

戊酸雌二醇联合孕激素:手术流产后第 1 天开始使用。口服戊酸雌二醇 1 毫克,每日 2 次,连用 21 天;后 10 天加用孕激素(地屈孕酮 10 毫克或黄体酮 100 毫克),每日 2 次。如需使用 2～3 个周期,可于月经来潮第 5 天开始下一周期用药。

雌二醇/雌二醇地屈孕酮片(芬吗通):每盒包装 28 片。前 14 片每片含 2 毫克雌二醇,后 14 片每片含 2 毫克雌二醇和 10 毫克地屈孕酮。手术流产后第 1 天开始口服,每次 1 片,每日 1 次,连用 28 天。如需使用 2～3 个周期,可连续不间断用药。

(3)复方口服短效避孕药:复方口服短效避孕药是目前全球范围广泛使用的高效避孕措施之一,是人工流产术后避孕的重要方法。复方口服短效避孕药不仅能避孕,而且还能调节月经周期,减少月经量,促进月经周期恢复,并有一定的促进子宫内膜修复作用。

有研究表明,人工流产术后单用低剂量雌激素治疗,不影响受术者下丘脑-垂体-卵巢内分泌轴,雌二醇凝胶组术后子宫内膜厚度、术后出血量、首次月经时间和月经量减少发生率、贫血发生率均显著优于屈螺酮炔雌醇片(第三代复方口服短效避孕药)。

2. 中医药治疗

中医学认为,人工流产通过器械操作或者药物而终止妊娠,可致暴损冲任和胎脏损伤、胞脉断怀。病因类似外伤,病位在胞宫;病机属局部气血失和,胞脉壅滞,血不归经。宋代《妇人大全良方》有云:"夫产后恶露不绝者,由产后伤于经血,虚损不足。或分解之时,恶血不尽,在于腹中,而脏腑挟于宿冷,致气血不调,故令恶露淋沥不绝也"。可见中医认为产后多虚多瘀。根据中医异病同治的原则,流产后与产后治疗方法相似。

下面介绍几种常用的中药内服、外用和耳针、穴位贴敷治疗方法。

(1)流产后应以祛瘀生新为主,适当佐以补气养血,促进瘀血外排,子宫收缩。可用生化汤加益母草、阿胶珠、贯众炭、黄芪等。

(2)出血量减少后胞宫空虚,在《素问》中言及"肾—天癸—冲任—胞宫"的关联,"胞络者系于肾""冲任之本在肾"。《傅青主女科》也多处提到"经水出诸肾""肾水足则月经多""肾水少则月经少",经水的多少与肾水的多少密切相关。故此时应以补肾养血为主,培元固本。可以用五子衍宗丸合四物汤加减,使损伤的子宫内膜能尽快恢复,促进月经复潮。

(3)流产后第一次月经来潮时应治以益气活血通经,使经血顺畅,残余瘀血邪气随之外排,是流产后一次很好的清理和调整的机会,可用胡玉荃教授之经验方"通胞调经合剂"。之后可根据月经周期的不同阶段继续调治1~2个月,指导避孕。

(4)中药塌渍治疗:将精选中药装布袋内,将布袋用水适当浸湿后上笼屉蒸,趁热外敷于下腹,通过物理效应和药理效应发挥温经通络、改善盆腔血液循环,促进流产后恢复的治疗作用。

中药封包中,大青盐加热后,不易冷却,放于气海穴,使局部组织升温,祛寒止痛温阳理气,能够改善和调节神经功能,扩张毛细血管并加速血液循环,从而有效促进炎症吸收,温经脉、逐寒湿、缓解疼痛。此外,大青盐加热后还能以温热刺激内皮细胞,从而有效活跃内皮系统的吞噬能力,提高自身免疫力,加速局部新陈代谢,从而发挥消炎、缓解肌肉痉挛的功效,从而有效缓解疼痛。另外,吴茱萸和桂枝,能有效祛湿寒,缓解疼痛。艾叶亦具有理气血、驱寒湿、温经的功效;当归、川芎、丹参以活血化瘀、理气止痛以及较强的安神宁心之功效。因此,中药封包热敷可发挥显著驱寒止痛等作用。

(5)耳针治疗:《灵枢·口问》云:"耳者宗脉之所聚也。"耳穴即为全身各脏腑组织在耳郭的相应反应点,刺激耳穴可对相应脏腑起双向调整的作用。因此,耳穴压豆通过对内生殖器、神门、交感、内分泌、皮质下等相关穴位进行机械性刺激,能够激发经络之气,协调阴阳,调节神经,平衡内分泌,从而达到调理脏腑气血的功能。按压内生殖器穴,能缓解子宫的应激状态,达到疏经理气、通脉止痛的效果;神门穴为止痛要穴,有补益心气、安神止痛的作用;交感穴可调节血管舒缩功能,缓解平滑肌痉挛,有解痉止痛、养血安神之效;刺激内分泌穴,可调节自主神经功能,消除大脑皮层中的痛性病灶,改善内分泌功能;皮质下则是调整大脑皮层兴奋和抑制的关键穴,能够提高机体对于疼痛的耐受力。诸穴合用,能调整中枢神经系统的痛阈,达到镇静、止痛、止痉的作用。

(6)穴位贴敷治疗:穴位贴敷所选神阙穴,为任脉要穴,是任脉经气汇聚之处,奇经八脉的任、带、冲脉都从脐部循行而过,因此神阙穴有"神气通行之门户,连系命门之真阳"的功能。将精选中药研磨成粉加适量赋型剂制成糊状直接贴敷穴位以刺激该穴能够驱寒回阳,培补元气,激发人体的自愈功能,促进流产后恢复。所取方药为温经止痛散,方中吴茱萸、肉桂、细辛、胡椒可温经通脉、助阳散寒、活血止痛;延胡索、乌药有行气止痛、温肾散寒的作用。诸药合用加姜汁调和,温热敷于神阙穴,共奏补肾散寒、温经暖宫、调和气血、通络止痛之功效。

3. 仿生物电刺激治疗

其作用机制是将仿生物电经皮肤导入,使得靶区域组织细胞生物膜及其周边大分子产生谐振来刺激子宫平滑肌交替收缩与舒张,促进子宫内膜及子宫肌层血液流动,从而促进子宫内膜组织修复及其生理功能恢复。但目前针对人工流产术后应用仿生物电刺激疗法的高级别研究较少,需大样本量随机对照研究进一步证实其对子宫内膜修复的作用。

附录 产前检查方案

产前检查方案表

检查次数	常规保健内容	必查项目	备查项目	健康教育
第1次检查（6~13⁺⁶周）	建立孕期保健手册 确定孕周、推算预产期 评估孕期高危因素 血压、体重与体重指数 胎心率 妇科检查（妊娠12周左右）	血常规 尿常规 血型（ABO和RH） 空腹血糖 甲状腺功能和肾功能 乙型肝炎病毒表面抗原 梅毒血清抗体筛查和HIV筛查 地中海贫血筛查（广东、广西、海南、湖南、四川、重庆等地） 早孕期超声检查（确定宫内妊娠和孕周）	HCV筛查 抗D滴度（Rh阴性者） 75克OGTT（高危妇女） 甲状腺功能筛查 血清铁蛋白（血红蛋白<110克/升者） 宫颈细胞学检查（孕前12月未检查者） 宫颈分泌物检测淋球菌和沙眼衣原体 细菌性阴道病的检测 早孕期非整倍体母体血清学检查（10~13⁺⁶周） 妊娠11~13⁺⁶周超声检查测量胎儿颈项透明层NT厚度 妊娠10~13⁺⁶周绒毛活检 心电图	流产的认识和预防 营养和生活方式的指导 避免接触有毒有害物质和宠物，慎用药物 孕期疫苗的接种 改变不良生活方式；避免高强度的工作，高噪声环境和家庭暴力 保持心理健康 继续补充叶酸0.4~0.8毫克/天至3个月，有条件者可继续服用含叶酸的复合维生素
第2次检查（14~19⁺⁶周）	分析首次产前检查的结果 血压、体重 宫底高度 胎心率	无	无创产前检测（NIPT）（12~22⁺⁶周） 中孕期非整倍体母体血清学筛查（15~20周） 羊膜腔穿刺检查胎儿染色体（16~22周）	中孕期胎儿非整倍体筛查的意义： 非贫血孕妇，如血清铁蛋白<30微克/升，应补充元素铁60毫克/天，诊断明确的缺铁性贫血孕妇，应补充元素铁100~200毫克/天 开始常规补充钙剂，0.6~1.5克/天

115

续表

检查次数	常规保健内容	必查项目	备查项目	健康教育
第3次检查 (20~24周)	血压、体重 宫底高度 胎心率	胎儿系统超声筛查 (20~24周) 血常规 尿常规	阴道超声测量宫颈长度(早产高危者)	早产的认识和预防 营养和生活方式的指导 胎儿系统超声筛查的意义
第4次检查 (25~28周)	血压、体重 宫底高度 胎心率	75克OGTT 血常规 尿常规	抗D滴度复查(Rh阴性者) 宫颈阴道分泌物胎儿纤维连接蛋白(fFN)检测 (宫颈长度为20~30毫米者)	早产的认识和预防 营养和生活方式的指导 妊娠期糖尿病筛查的意义
第5次检查 (29~32周)	血压、体重 宫底高度 胎心率 胎位	产科超声检查 血常规 尿常规	无	分娩方式指导 开始注意胎动 母乳喂养指导 新生儿护理指导
第6次检查 (33~36周)	血压、体重 宫底高度 胎心率 胎位	尿常规	B族链球菌(GBS)筛查(35~37周) 肝功能、血清胆汁酸检测(32~34周,怀疑妊娠) 肝内胆汁淤积症的孕妇 NST检查(34孕周以后)	分娩前生活方式的指导 分娩相关知识 新生儿疾病筛查 抑郁症的预防
第7~11次检查 (37~41周)	血压、体重 宫底高度 胎心率 胎位	产科超声检查 NST检查(每周1次)	宫颈检查(Bishop评分)	分娩相关知识 新生儿免疫接种 产褥期指导 胎儿宫内情况的监护 超过41周,住院并引产

参考文献

[1]徐丛剑,华克勤.实用妇产科学[M].北京:人民卫生出版社,2018.

[2]李小毛.剖宫产热点问题解读[M].北京:人民军医出版社,2008.

[3]曹泽毅.中华妇产科学[M].北京:人民卫生出版社,2004.

[4]谢幸,孔北华,段涛.妇产科学[M].北京:人民卫生出版社,2018.

[5]南京中医学院妇科教研组编.简明中医妇科学[M].上海:上海科学技术出版社,1959.

[6]钟月平.益母草及其制剂在妇科的临床应用[J].湖南中医药大学学报,2010,30(10):69-70,81.

[7]佟艳霞.浅议中药阿胶的临床应用及药理作用[J].中国卫生产业,2013,10(3):178.

[8]程博琳,苗明三.阿胶的现代研究及特点[J].中医学报,2015,30(3):415-417.

[9]李瑞奇,刘培建,刘耀华,等.中药阿胶临床应用分析及药理作用研究[J].临床医药文献电子杂志,2019,6(9):159.

[10]邢永丽.分析中药阿胶临床应用及药理作用[J].人人健康,2020(1):258.

[11]单祺雯.中药零食有选择地吃[J].家庭医药(快乐养生),2019(5):44.

[12]任彩萍,王丽梅,李廷保.基于敦煌遗书及古医籍中同名当归丸辨治疾病用药规律研究[J].中医研究,2018,31(4):63-65.

[13]张超.当归 妇科圣药[J].中南药学(用药与健康),2018(5):7-13.

[14]韩婵娜,王璐璐,蒋希菁,等.盆底康复训练联合中药治疗月经量少的疗效及对 PRL、FSH 的影响[J].中华中医药学刊,2019,37(6):1497-1499.

[15]许柳,张树峰.六味地黄丸的药理作用及临床应用研究[J].河北医学,2013,19(4):616-619.

[16]郭小双,郑剑南,曹俊青,等.六味地黄丸配合阿仑膦酸钠治疗肝肾阴虚型绝经后骨质疏松症的临床研究[J].湖北中医药大学学报,2018,20(2):82-84.

[17]王文君.六味地黄丸治疗绝经后骨质疏松症的研究进展[J].内蒙古中医药,2021,40(12):146-147.

[18]梁秋峰,曹云桂,陈奇.六味地黄丸治疗卵巢早衰的研究进展[J].医学综述,2019,25(17):3508-3512.

[19]康艳云.妈富隆片联合六味地黄丸治疗围绝经期功能性子宫出血的临床研究[J].中国中医药现代远程教育,2016,14(18):102-103.

[20]王洁华.中西医结合治疗女性黄褐斑120例[J].现代中医药,2011,31(4):36-37.

[21]刘晶晶.六味地黄丸加减结合火针治疗女性青春期后痤疮45例疗效观察[J].四川中医,2016,34(5):149-150.

[22]王乾,黄娟.中医治疗更年期综合征的研究进展[J].世界最新医学信息文摘,2019,19(50):132-134.

[23]潘五九,王伟明,刘珊珊.治疗更年期综合征中药新药研究进展[J].科技创新与应用,2013(6):99.

[24]马华.舒肝解郁胶囊治疗女性更年期综合征的临床疗效观察[J].中国实用医药,2018,13(3):116-117.

[25]庞国丽.益贞女金片治疗女性更年期综合征疗效观察[J].吉林医学,2008,29(11):946-947.

[26]史党民,孙国珍.坤泰胶囊治疗女性更年期失眠伴有焦虑及抑郁的临床观察[J].中草药,2013,44(24):3531-3533.

[27]孟爱君.中草药联合乌鸡白凤丸治疗月经不调疗效分析[J].中医临床研究,2018,10(17):93-95.

[28]朱海青,张立超.乌鸡白凤丸源流考证[J].中成药,2020,42(11):3018-3020.

[29]柴玉,郭志强.中医助你好孕来[J].中医健康养生,2016(3):12-16.

[30]孟昱琼,丁丽仙.丁丽仙教授用乌鸡白凤丸治疗经间期出血经验[J].陕西中医,2009,30(3):317-318.

[31]徐云虹.定坤丹和乌鸡白凤丸治疗女性不孕22例[J].成都中医药大学学报,2000,23(4):51-52.

[32]李金好.乌鸡白凤丸治疗月经不调42例[J].中国中医药信息杂志,2006,13(4):73.

[33]邢益涛,王定国,冯青,等.林天东以五子衍宗丸治疗不孕症经验浅析

[J].中医药导报,2018,24(1):42-43.

[34]丘维钰,郜洁,高飞霞,等."肾—天癸—冲任—胞宫"生殖轴的研究进展[J].广州中医药大学学报,2017,34(6):945-947.

[35]王勇.五子衍宗丸合毓麟珠加减治疗子宫内膜薄型不孕症的临床研究[J].中国合理用药探索,2020,17(9):76-80.

[36]李云霞.五子衍宗丸加减治疗不孕症[J].临床医药文献电子杂志,2018,5(96):133-134.

[37]李丽蓉,张小方,潘胜军.五子衍宗丸联合西药治疗无排卵型不孕症的疗效观察[J].中医临床研究,2014,6(26):4-5.

[38]吴翥镗."逍遥丸"治疗疾病的病理机制[J].中国老年,2021(16):34.

[39]管庆霞,杨志平,赵梦瑶,等.逍遥丸药理研究进展[J].中国实验方剂学杂志,2021,27(7):228-234.

[40]王学华,史同霞.逍遥丸的药理研究及临床应用进展[J].中央民族大学学报(自然科学版),2019,28(1):52-56.

[41]房涛,惠建荣."通利枢机针法"结合逍遥丸治疗肝郁气滞型乳腺增生的临床研究[J].陕西中医药大学学报,2019,42(6):96-99.

[42]李盛延,李昌英.艾司西酞普兰合并逍遥丸治疗产后抑郁症的临床对照研究[J].青海医药杂志,2016,46(6):71-73.

[43]边文会."女科要药"益母草[J].中医健康养生,2017(4):42-43.

[44]王利分.益母草颗粒治疗原发性痛经的临床效果分析[J].中国农村卫生事业管理,2014,34(9):1133-1135.

[45]冯群,赵红,孙蓉.益母草临床应用和不良反应研究进展[J].中国药物警戒,2014,11(2):74-76.

[46]李凤娟.浅析妇产科中的益母草应用[J].中医临床研究,2012,4(8):53.

[47]欧阳云雁.益母草注射液在人工流产手术中的应用临床观察[J].药品评价,2019,16(16):60-61.

[48]黄惠莹,戴玉兰,黄巧珍.宫肌注射益母草注射液在子宫肌瘤切除术中应用的临床观察[J].广西中医药大学学报,2016,19(3):35-36.

[49]秦方.中华人民共和国成立初期有关中药避孕的知识生成与话语建构[J].妇女研究论丛,2022(1):116-128.

[50]何茶英,俞艳锦,朱江丽,等.中药避孕的优点及已婚妇女使用避孕套避

孕失败原因分析[J].环球中医药,2014,7(S2):154-155.

[51]雷公藤内酯酮或可作为男性避孕药[J].中医健康养生,2021,7(5):3.

[52]余梦虹.4种方法用于促宫颈成熟的临床对比分析[J].中国计划生育和妇产科,2017,9(9):44-47.

[53]柯晓燕,陈宝艳,徐慧芳,等.加味八珍汤联合催产素对足月妊娠孕妇宫颈成熟影响的临床研究[J].中国中药杂志,2015,40(9):1821-1824.

[54]荀艳霞,王霞,石磊,等.中药助产汤用于晚期妊娠催产与引产效果观察[J].现代中西医结合杂志,2002,11(23):2334-2335.

[55] HAJ - YAHIA N, ASALI A, COHENG, et al. Induction of labor, and physiological and psychological stress responses as expressed by salivary cortisol: a prospective study [J]. Archgynecol Obstet. 2020, 302 (1):93-99.

[56]谢辉辉,徐建亚,汪受传.古人关于妊娠禁忌药划分方法初步总结[J].辽宁中医药大学学报,2013,15(9):153-154.

[57]张瑞丽,王景红,苏爽,等.中成药在孕妇中使用的安全性研究[J].临床药物治疗杂志,2017,15(9):38-41.

[58]李灵琦.浅析药品说明书孕妇及哺乳期妇女用药标注情况[J].海峡药学,2017,29(10):233-234.

[59]郑纯.7类中药孕妇禁用[J].家庭医药(快乐养生),2016(3):41.

[60]肖望重,蒲俊安,杨磊,等.2015版《中国药典临床用药须知·中药成方制剂卷》妊娠禁忌中成药收载情况分析[J].亚太传统医药,2020,16(11):190-193.

[61]杨玉玲.中成药说明书中药物使用禁忌及相互作用[J].中成药,2018,40(5):1230-1232.